AF474839

ANATOMIE DESCRIPTIVE ET TOPOGRAPHIQUE

DES

RACINES RACHIDIENNES POSTÉRIEURES

LES DIVERS PROCÉDÉS

DE

RADICOTOMIE POSTÉRIEURE

(Opérations de FŒRSTER, VAN GEHUCHTEN, GULEKE)

PAR

le Docteur André HOVELACQUE

ANCIEN INTERNE, LAURÉAT DES HÔPITAUX DE PARIS (MÉDAILLE D'ARGENT 1910)
ANCIEN AIDE D'ANATOMIE A LA FACULTÉ

NANCY
IMPRIMERIE BERGER-LEVRAULT
18, RUE DES GLACIS, 18

1912

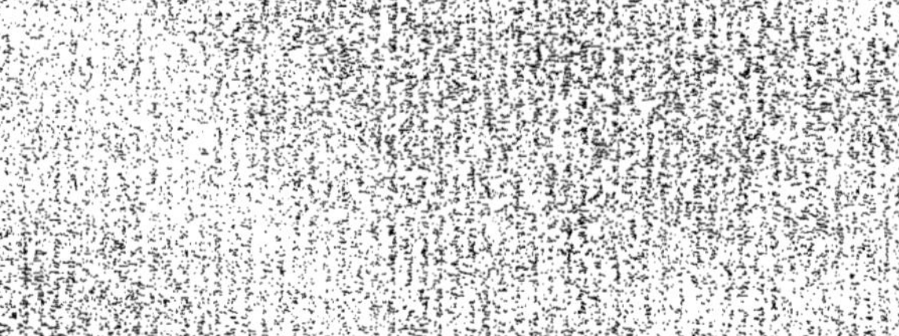

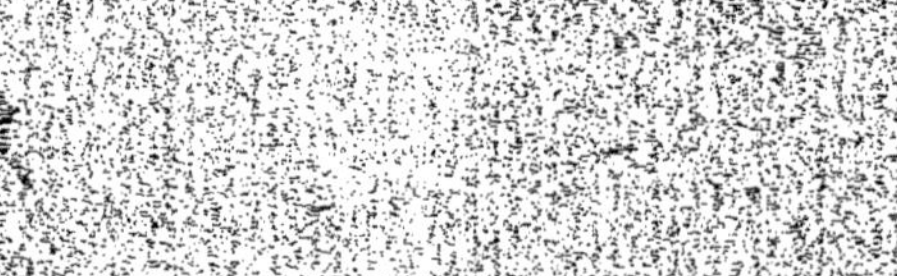

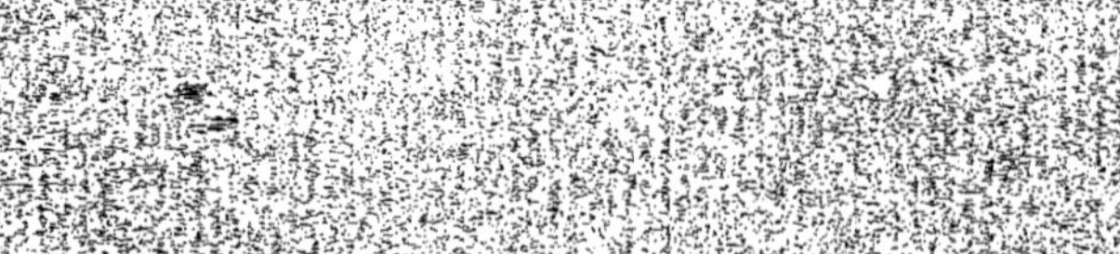

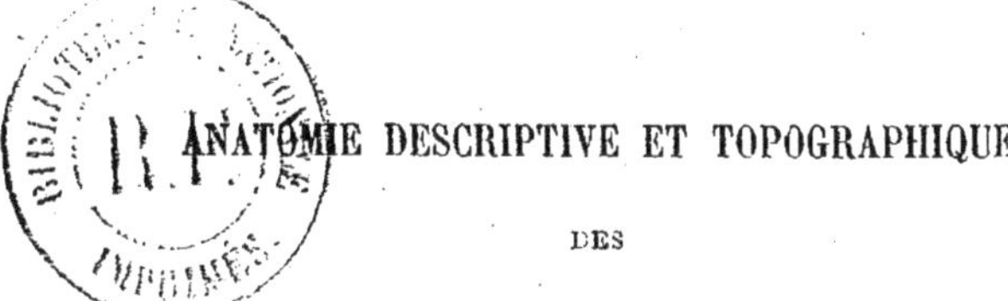

ANATOMIE DESCRIPTIVE ET TOPOGRAPHIQUE

DES

RACINES RACHIDIENNES POSTÉRIEURES

LES DIVERS PROCÉDÉS

DE

RADICOTOMIE POSTÉRIEURE

ANATOMIE DESCRIPTIVE ET TOPOGRAPHIQUE

DES

RACINES RACHIDIENNES POSTÉRIEURES

LES DIVERS PROCÉDÉS

DE

RADICOTOMIE POSTÉRIEURE

(Opérations de FŒRSTER, VAN GEHUCHTEN, GULEKE)

PAR

le Docteur André HOVELACQUE

ANCIEN INTERNE, LAURÉAT DES HÔPITAUX DE PARIS (MÉDAILLE D'ARGENT 1910)
ANCIEN AIDE D'ANATOMIE A LA FACULTÉ

NANCY

IMPRIMERIE BERGER-LEVRAULT

18, RUE DES GLACIS, 18

1912

A mon président de Thèse:

M. le professeur NICOLAS.

A mes maîtres dans les hôpitaux:

Externat.

M. le professeur agrégé RICARD (1902-1903).
M. le professeur agrégé VAQUEZ (1903-1904).
M. le professeur ALBARRAN (*in memoriam*) (1904-1905).

Internat provisoire.

M. le docteur BERGÉ
M. le docteur HUDELO } (1905-1906).

Internat.

M. le professeur POZZI (1906-1907).
M. le professeur agrégé J.-L. FAURE (1907-1908).
M. le professeur ALBARRAN (*in memoriam*) (1908-1909).
M. le professeur agrégé RICARD (1909-1910).

A mes autres maîtres dans les hôpitaux:

M. le docteur MERKLEN (*in memoriam*). — M. le professeur BRISSAUD (*in memoriam*). — MM. les docteurs LAUNAY, BARIÉ, LABEY. — M. le professeur agrégé LENORMANT.

A mes maîtres à l'École pratique:

M. le professeur agrégé RIEFFEL (1906-1908).
M. le professeur NICOLAS (1908-1911).

A mes autres maîtres:

M. le professeur agrégé Léon BERNARD — M. le docteur ÉMILE WEIL, médecin des hôpitaux. — M. le docteur ARMAND BERNARD.

PREMIÈRE PARTIE

ANATOMIE MACROSCOPIQUE DE LA PORTION INTRA-DURALE DES RACINES RACHIDIENNES POSTÉRIEURES (1)

HISTORIQUE

La description que les auteurs classiques donnent des racines rachidiennes postérieures est simple. Envisagée de dedans en dehors, c'est-à-dire de la moelle vers le trou de conjugaison, la racine postérieure apparaît comme constituée par 6 ou 8 filets émergeant en une série parfaitement linéaire, quelquefois élargie dans la région cervicale et lombaire; de direction presque verticale, l'émergence répond au sillon collatéral postérieur et est distante du sillon médian postérieur de $2^{mm}5$ dans la région dorsale, de 3 millimètres au renflement lombaire et de $3^{mm}5$ au renflement cervical.

Les filets radiculaires se dirigent obliquement en dehors et un peu en avant, se réunissant en un seul faisceau, qui pénètre dans l'orifice de perforation postérieur du canal dural. L'obliquité de chaque paire de racines varie suivant les régions, c'est là un point qui a été longuement étudié et sur lequel nous reviendrons plus loin; la longueur des racines varie également considérablement suivant les hauteurs considérées. Soulié (149) donne un tableau de la longueur respective des racines rachidiennes postérieures. La constitution macroscopique de la racine, le nombre, la direction et le mode de réunion de ses filets, le volume de ces filets, le volume et la forme des racines dans les diverses régions, ce sont là autant de faits anatomiques dont l'étude a été à peine ébauchée.

Cruveilhier (37) indique quelques caractères différentiels des racines. Au niveau des paires dorsales : petit nombre des filets; uniformité du nombre et du volume de ces filets; intervalle considérable qui sépare les filets et défaut de régularité de cet intervalle. « Souvent une colonne de moelle de 8 à 10 lignes de hauteur ($1^{c}8$ et 2^{c}) est destinée à l'insertion d'une petite paire de nerfs. » Au niveau des régions lombaires

(1) Travail du laboratoire d'anatomie de la Faculté de médecine de Paris.

et sacrées : plus grand nombre des filets; rapprochement extrême des filets, formant une série non interrompue. Au niveau de la région cervicale : bien moindre obliquité des racines; volume croissant des racines de la première à la cinquième, le volume restant constant de la cinquième à la huitième.

Sappey (143) décrit le nombre, le volume et le mode d'émergence des filets radiculaires comme variant dans les diverses régions. « Les racines des nerfs cervicaux sont les plus nombreuses et les plus volumineuses; elles se touchent à leur point d'émergence. Celles des nerfs dorsaux, plus rares et plus grêles, se trouvent séparées les unes des autres par un intervalle assez notable. Celles des nerfs lombaires et sacrés tiendraient le milieu entre les précédentes; mais elles se rapprochent manifestement beaucoup plus des premières que des secondes; et, comme elles s'implantent sur une très petite partie de la moelle, elles se serrent et deviennent contiguës. »

Testut (157) indique la différence de volume des racines.

Soulié (149) ne réserve pas de chapitre spécial à la comparaison des racines dans les diverses régions. Il ne donne qu'une description commune pour toutes les racines. « A leur origine médullaire, les fibres de chaque racine s'étalent sur une longueur moyenne de 6 à 7 millimètres, mais dans leur trajet intra-dural elles se rapprochent les unes des autres, et au niveau de leur orifice de sortie à travers la dure-mère elles sont ramassées en un paquet qui n'excède pas 1 millimètre de hauteur. » Pour Soulié (149) le mode d'émergence des racines, ou plus exactement leur mode de pénétration dans la moelle, semble être le même sur toute la hauteur de l'organe : « Les fibres radiculaires postérieures pénètrent dans la moelle par une série verticale et ininterrompue de 8 à 10 filets d'égale épaisseur, séparés les uns des autres par des intervalles régulièrement égaux et de même valeur que ceux qui séparent les racines elles-mêmes. » C'est également là la description de Henle. Soulié n'insiste pas non plus sur le volume respectif des diverses racines et de leurs filets radiculaires, il rappelle les travaux de Stilling qui a mesuré la surface de section des racines rachidiennes et montré que les nerfs dont les fibres radiculaires possèdent la surface de section la plus considérable sont le septième cervical et le deuxième sacré. Il faut insister dès maintenant sur le volume particulièrement gros du deuxième nerf sacré, nous en verrons plus loin l'importance. Soulié a, d'autre part, mesuré sur 4 sujets la hauteur de l'émergence des diverses racines, montrant le maximum de hauteur au niveau des renflements médullaires.

Charpy (25) ne précise en aucune sorte les différences qui peuvent exister entre les racines postérieures.

Van Gehuchten (65) ne donne pas de description macroscopique des racines rachidiennes. SANO (142) indique que l'importance relative des racines varie avec les régions.

Le travail de ZIEHEN (166) est plus détaillé mais ne donne cependant pas une description complète. D'après cet auteur, les fibres radiculaires d'une racine postérieure sont séparées de celles des racines sus et sous-jacentes par un intervalle libre, en général, de toute émergence fibrillaire; cet intervalle est variable suivant les régions : dans la région dorsale moyenne et inférieure, il serait de 5 millimètres (bien que LUDERITZ (117) l'ait vu atteindre 10mm 5); au niveau des renflements cervicaux et lombaires l'intervalle disparaît, et dans ces régions on ne peut limiter exactement une racine qu'en la suivant jusqu'à son extrémité externe. Exceptionnellement on peut trouver, et MONRO (122) l'a signalé dès 1783, une ou plusieurs fibres naissant dans ces intervalles; ces fibres se portent tantôt vers la racine supérieure, tantôt vers la racine inférieure. De même, on peut voir des fibres radiculaires isolées se détacher de leur racine aussitôt après la sortie de la moelle et se rendre à la racine sus ou sous-jacente. Notons en passant que, comme l'ont déjà vu HUBER (89) en 1741 et ASCH (9) en 1750, l'intervalle qui sépare les racines postérieures est toujours plus grand que celui qui sépare les racines antérieures : il y a au moins 1 millimètre de différence. Les fibres radiculaires postérieures ont, au contact de la moelle, un volume assez considérable; chaque fibre représente en quelque sorte un faisceau, les fibres cheminent sans se réunir et se fusionnent en un seul point pour former le tronc de la racine postérieure. Ceci est tout différent de ce que l'on constate au niveau de la racine antérieure, où les fibres radiculaires s'unissent de façon à former de petits faisceaux, qui constituent ensuite par fusionnement la racine antérieure. D'après Ziehen, cette disposition se retrouve chez la plupart des vertébrés, elle est en particulier très nette chez le lapin.

Dans ces dernières années, FŒRSTER (48) a repris l'étude des racines rachidiennes postérieures au point de vue chirurgical; il ne s'occupe que de quelques racines, précisant le point d'émergence hors de la dure-mère de ces racines, et leur volume apparent; nous reviendrons plus tard en détail sur les recherches de Fœrster.

De nombreux auteurs signalent l'absence d'un certain nombre de racines postérieures. D'après ADAMKIEWICZ (6), l'absence d'un certain nombre de racines postérieures serait presque constante. Sur 16 sujets examinés il n'aurait trouvé que 3 fois le nombre classique de racines (ant. ou post.) et dans 38 % des cas l'anomalie siégeait sur les racines postérieures; le côté droit était intéressé le plus souvent, et surtout dans la région dorsale. PFITZNER (131) n'a trouvé cette anomalie qu'une fois sur 36 sujets, SOULIÉ (149) ne l'a pas rencontrée sur 8 sujets et nous-même, sur 14 sujets que nous avons examinés, nous n'avons pas une seule fois constaté l'absence d'une racine rachidienne postérieure. Bien entendu, il n'est pas question ici de la racine postérieure du premier nerf cervical, racine qui est souvent absente [dans 8 % des cas, d'après Kazzander (95)] et qui est toujours fort réduite, probablement même, comme l'avance Testut (157), en voie de disparition.

Ziehen (166) indique en un court chapitre l'état de la racine postérieure du premier nerf cervical dans la série animale, et rappelle la description que les anciens auteurs en donnaient chez l'homme.

RECHERCHES PERSONNELLES

L'aspect extérieur des racines rachidiennes postérieures est, en réalité, très différent de ce que nous trouvons dans les auteurs que nous venons de citer. Nous avons été amené à étudier l'anatomie macroscopique des racines rachidiennes postérieures en recherchant sur le cadavre s'il n'était pas possible de découvrir des points de repère plus précis que ceux actuellement employés pour la détermination chirurgicale des racines.

Nous avons examiné 14 sujets adultes, pris au hasard à l'École pratique; 4 de ces sujets ont été examinés assez superficiellement et nous tiendrons peu compte des notes prises au cours de la préparation; les 10 autres sujets, au contraire, ont été très soigneusement et très longuement étudiés; les résultats absolument concordants de toutes nos recherches nous permettent de décrire divers types de racines bien nets et bien différenciés.

Au cours de cette étude, nous avons procédé de diverses façons; dans 2 cas, le sujet a été coupé dans le sens de la longueur, juste sur la ligne médiane, ce qui nous a permis de préciser la situation exacte de l'origine médullaire des racines par rapport aux apophyses épineuses et par rapport aux autres points de repère possibles, dans la position verticale. Ces constatations étant faites, nous avons secondairement enlevé la moitié restant de l'arc postérieur et nous avons pu constater la forme, la direction et la constitution des racines. Dans les autres cas, c'est-à-dire sur 8 sujets, nous avons opéré différemment : le sujet étant couché sur le ventre et soutenu par deux billots, un au niveau de la partie supérieure du thorax, l'autre sous l'abdomen, juste en avant des épines iliaques antérieures et supérieures, de telle sorte que la tête pouvait être maintenue et placée par rapport au tronc dans la position qu'elle aurait normalement sur un sujet vivant. Les données que nous avons recueillies sur des cadavres ainsi placés peuvent être comparées exactement à celles que l'on obtiendrait sur un sujet debout. Nous avons essayé avant tout d'éviter la déformation cervicale, qui se produit par suite de la rotation de la tête sur les cadavres couchés à plat ventre sur la table, ainsi que la déformation obtenue par la flexion cervicale, si les épaules sont soulevées sans que la tête soit maintenue. CHIPAULT (27), lorsqu'il détermina la hauteur de l'émergence des racines rachidiennes, opéra sur le cadavre couché à plat ventre sur la table; il faut se demander s'il ne peut y avoir là une certaine cause d'erreur et notamment pour les racines supérieures.

Le sujet étant ainsi placé, nous avons, après dénudation de la colonne, enfoncé des tiges métalliques au travers d'un certain nombre de lames vertébrales, tiges gagnant et traversant les plans profonds, ce qui nous a donné des points de repère absolument exacts; d'autres tiges furent enfoncées également de place en place entre les lames. Ces points de repère étant pris, nous avons ouvert largement la colonne vertébrale par sa face postérieure, et après incision des méninges, les racines postérieures apparaissaient dans leurs rapports normaux et sans tiraillement d'aucune sorte. Nous avons d'abord, par curiosité, recherché la longueur des racines rachidiennes postérieures *dans leur trajet intra-dural*, bien que cela ne nous intéresse pas au point de vue qui nous a amené à entreprendre ce travail. Nous avons opéré d'une façon un peu différente de celle de Soulié qui a fait les mêmes mesures, mais nous sommes arrivé à des résultats assez comparables (tableau XIX).

Divers types de racines postérieures.

Un simple coup d'œil jeté sur la moelle ainsi préparée permet de voir des différences très sensibles entre les racines des diverses régions. Ici elles apparaissent sous forme de lames triangulaires hautes, épaisses, formées de faisceaux plus ou moins accolés; là ce sont de petits tractus minces formés de fibres dissociées; ailleurs ce sont des cordons épais fasciculés, plus ou moins arrondis. On peut reconnaître *quatre types de racines rachidiennes postérieures* et il n'existe pour ainsi dire aucune forme de passage. L'aspect différent, qui rend la division si facile, tient à plusieurs causes anatomiques; lorsque nous reprendrons en détail la constitution de chaque type de racine, il nous faudra étudier successivement son volume, sa forme et son architecture, c'est-à-dire le nombre des radicules qui forment la racine, leur volume, leur écartement et leur direction.

Les quatre types de racines rachidiennes postérieures que l'on peut isoler sont : un type cervical supérieur, un type cervical inférieur, un type dorsal et un type lombo-sacré. Si la limite entre ces quatre types est très aisée à reconnaître, chaque type ne répond pas exactement à la région de même nom de la moelle. C'est ainsi que le type dorsal ne comprend pas les douze racines dorsales, et le type lombo-sacré les cinq lombaires et les cinq sacrées; ce n'est pas non plus exactement la présence des renflements cervicaux et lombaires qui détermine l'apparition du type. En effet, le renflement cervical s'étend de la quatrième racine rachidienne inclusivement à la première dorsale inclusivement et le type cervical inférieur ne commence qu'au-dessous de la quatrième racine; le renflement lombaire répond à l'émergence de toutes les paires lombaires et sacrées et le type lombo-sacré ne comprend pas la première racine lombaire. Les types de racines sont nettement séparés, il n'y a pas de zone de transition; une seule fois, sur 14 sujets, nous avons trouvé en un point une racine présentant une disposition nettement intermédiaire à deux types (sujet VII, première racine dorsale droite); 8 fois nous avons trouvé au niveau de la cinquième cervicale de petites variations constituant une ébauche de type intermédiaire, sans que celui-ci existât en réalité.

Type cervical inférieur. — Nous commencerons par la description de ce type cervical inférieur, au lieu de suivre les quatre variétés de haut en bas, car la disposition est ici beaucoup plus schématique et plus simple et elle nous aidera à comprendre la disposition des racines supérieures. Le groupe que nous désignons sous le nom de cervical inférieur comprend les racines postérieures depuis la cinquième cervicale inclusivement jusqu'à la première dorsale inclusivement.

L'aspect des racines est tout à fait particulier, ce sont des racines volumineuses, épaisses, résistantes ; pas une seule fois, au cours de l'étude des 14 sujets, nous n'avons rompu par mégarde une de ces racines. Elles constituent un plan *continu* fasciculé contrastant nettement avec les éléments sus et sous-jacents. Leur forme est tout à fait spéciale et ne se retrouve dans aucune autre région, c'est un éventail à base répondant à la moelle, à sommet situé au point de perforation de la dure-mère. Dès la racine supérieure, c'est-à-dire dès la cinquième, l'éventail est disposé obliquement en bas en dehors, l'obliquité va en augmentant au fur et à mesure que l'on considère une racine plus inférieure; — c'est un point sur lequel nous reviendrons. Il en résulte que si la cinquième racine représente presque un triangle isocèle, il n'en est plus de même en descendant, le côté supérieur l'emportant de plus en plus en longueur sur le côté inférieur. Cet aspect général du type cervical inférieur ne fait jamais défaut et nous n'avons trouvé qu'une seule exception sur 14 sujets, la première dorsale ayant un type intermédiaire au type cervical inférieur et au type dorsal; nous avons déjà signalé le fait. — Les dimensions de l'éventail sont très grandes, ce sont là les racines de beaucoup les plus volumineuses; d'après nos recherches, la base d'émergence (au contact de la moelle) présente une hauteur variant de 7 à 14 millimètres, chiffres extrêmes, la moyenne étant de 11^{mm}3 (tableau I). Ces chiffres se rapprochent de ceux indiqués par Soulié qui, sur 4 sujets, a trouvé une hauteur de 8 à 12 millimètres pour les quatre dernières cervicales et à son origine, au sommet de l'éventail, le diamètre de la racine proprement dite varie de 2 à 4 millimètres. Les différentes racines de ce type ne sont pas toutes égales entre elles; la septième cervicale est, d'une façon constante, la plus grosse; puis vient la sixième; les trois autres sont entre elles à peu près de mêmes dimensions. Au premier abord, la cinquième cervicale peut paraître la plus volumineuse, mais il n'en est rien, comme le prouvent les mensurations; ce qui peut donner cette illusion, c'est l'écartement léger mais réel des filets radiculaires, qui n'existe pas sur les autres racines, et qui représente ici une ébauche de disposition transitoire entre le type cervical supérieur et le type cervical inférieur.

La constitution des racines est la même dans toute l'étendue de la région. Les filets radiculaires sont au nombre de 4 à 8 (tableau II) et tous vont s'unir en même temps au niveau de l'orifice dure-mérien; cette disposition est celle que Ziehen donne comme normale pour toutes les racines postérieures. Le volume des filets radiculaires est particulièrement gros (Ziehen dit que chaque filet représente en quelque sorte un faisceau), le diamètre est de 1 demi-millimètre à 1 millimètre; dans quelques cas très rares, nous avons trouvé 1^{mm}25. Le diamètre n'est pas le même pour tous les filets radiculaires d'une même racine (nous ne parlons pas ici du diamètre des fibres constitutives dont l'étude a été faite par Siemerling), dans chaque racine un certain nombre de filets radiculaires sont plus gros que les autres; en général, il y a de 1 à 3 filets qui l'emportent sur les autres par leurs dimensions; quelquefois ces filets volumineux sont répartis sans ordre, mais le plus souvent ce sont le deuxième et l'avant-dernier, en allant de haut en bas, qui l'emportent sur les autres, ayant quelquefois un volume double; plus rarement, mais cependant pas exceptionnellement, le dernier filet est aussi très volumineux. Normalement et contrairement à ce qui existe dans les régions immédiatement sus et sous-jacentes, les filets radiculaires dans la région cervicale inférieure sont au contact les uns des autres dès leur émergence hors de la moelle. C'est cette disposition qui donne à la racine cet aspect de lame continue et fasciculée. Il y a très peu d'exceptions à ce fait, et sur les 10 sujets que nous avons examinés en détail, nous avons soigneusement recherché les variations. Sur les 10 sujets, c'est-à-dire sur 50 racines droites et 50 racines gauches, nous n'avons trouvé que huit exceptions, dont six portaient du côté droit. 5 fois il existait un petit interstice entre deux des radicules de la cinquième cervicale; les sixième, septième cervicales et première dorsale étaient intéressées chacune une fois. L'anomalie siégeant 5 fois sur 8 au niveau de la racine supérieure indiquerait peut-être l'ébauche d'une zone de transition.

Dans chaque racine, les filets radiculaires convergent, comme nous l'avons vu, vers le point de perforation de la dure-mère; ils sont tous obliques en bas et en dehors, et leur obliquité augmente d'autant plus que l'on envisage une racine plus inférieure; l'obliquité des filets radiculaires supérieurs est naturellement plus forte que celle des filets radiculaires inférieurs et, par conséquent, la longueur des filets supérieurs est un peu plus grande que celle des filets inférieurs.

Les racines du type cervical inférieur sont, dans la moitié des cas, au contact les unes des autres (40 fois sur 80, 10 sujets des deux côtés) ou tout au moins elles ne sont séparées que par un interstice linéaire; dans l'autre moitié des cas, les racines sont séparées par un espace de 2 à 3 millimètres en moyenne (chiffres extrêmes, 1 à 6 millimètres) (tableau III). D'autre part, les racines du type cervical inférieur sont séparées, en général, de la racine sus-jacente, c'est-à-dire de la quatrième cervicale, par un certain intervalle; c'est ce que nous avons trouvé 14 fois sur 20 (10 sujets des deux côtés). L'espace qui sépare la quatrième de la cinquième cervicale est de 4 millimètres en moyenne (chiffres extrêmes de 2 à 8 millimètres) (tableau IV).

La taille du sujet ne semble pas avoir d'influence sur l'écartement des racines entre elles; sur 2 sujets mesurant également de l'inion à la base du coccyx, 67 centimètres (sujets VII et VIII), nous trouvons une fois les racines au contact et l'autre fois des intervalles variant de 2 à 6 millimètres entre ces mêmes racines. De plus, un sujet mesurant 79 centimètres (sujet II) a ses racines au contact, alors qu'un sujet ne mesurant que 67 centimètres (sujet VIII) a ses racines notablement écartées. Le sexe n'a pas d'influence non plus; sur 4 femmes on trouve 2 fois les racines au contact et 2 fois sensiblement écartées; sur 6 hommes les racines sont 3 fois au contact et 3 fois écartées. La longueur du névraxe rachidien mesuré à partir du trou occipital ne semble pas influer sur la disposition des racines; sur 3 sujets dont le névraxe rachidien mesure 46^{cm} 5 (sujets IV, V et VI), 1 fois (sujet V), les racines sont au contact, 2 fois (sujets IV et VI) les racines sont nettement espacées; d'autre part, sur un sujet dont le névraxe rachidien ne mesure que 40 centimètres (sujet VIII), les racines sont également nettement espacées.

Type cervical supérieur. — Dans ce groupe nous faisons entrer les deuxième, troisième et quatrième racines rachidiennes cervicales postérieures. Nous mettons tout à fait à part la racine postérieure du premier nerf cervical; nous avons vu plus haut qu'elle pouvait manquer, et que, dans tous les cas, elle était fort réduite et d'une constitution essentiellement variable; il est impossible d'en donner une description.

Les racines du type cervical supérieur présentent la même forme en éventail que les racines du type cervical inférieur; les fibres ont la même disposition, ne venant s'unir, pour former le tronc commun, qu'au niveau de l'orifice dure-mérien. Remarquons tout de suite que l'obliquité de l'éventail est beaucoup moindre qu'au niveau de la région cervicale inférieure, ceci étant dû à la situation de l'orifice dure-mérien.

Trois grands caractères différencient nettement ce type supérieur du type inférieur. Tout d'abord, les filets radiculaires sont beaucoup plus grêles, ils sont peu résistants et s'arrachent facilement. En second lieu, les filets radiculaires ont une longueur beaucoup plus grande que dans la région inférieure, car, alors que dans cette région les filets se portent directement de leur émergence au point de perforation de la dure-mère, dans la région supérieure on voit, après ouverture de la dure-mère, que, trop longs pour l'espace qu'ils ont à parcourir, ils décrivent des courbes soit à concavité supérieure, soit à concavité inférieure, ou même décrivent de véritables sinuosités; cette disposition est peut-être due à la grande mobilité de la partie supérieure de la colonne cervicale. Enfin, le troisième caractère différentiel, le plus important, celui qui saute tout d'abord aux yeux et qui permet d'établir tout de suite une distinction entre les racines des deux types, est le suivant : les filets radiculaires ne sont pas au contact les uns des autres, la racine ne forme donc pas une lame continue et fasciculée, mais bien une sorte de grillage dans lequel les filets radiculaires sont très nettement séparés.

Les racines supérieures sont à peine moins volumineuses que les racines inférieures; ce qui fait leur moindre résistance et leur volume réel moins grand, c'est la dissociation des éléments.

La base du triangle radiculaire présente une hauteur moyenne de 10^{mm} 5 (chiffres extrêmes 6 à 17 millimètres) (tableau V), hauteur sensiblement supérieure à celle indiquée par Soulié, qui n'a trouvé que 4 à 6 millimètres. Le sommet de l'éventail, c'est-à-dire l'origine de la racine constituée présente une hauteur variant de 1^{mm} 5 à 3 millimètres; c'est dire qu'il est plus petit que le sommet des racines cervicales inférieures. D'ailleurs, les différentes racines ne sont pas toutes égales entre elles; la deuxième racine cervicale postérieure est d'une façon constante la plus petite; la troisième et la quatrième, plus volumineuses, sont, chez tous les sujets, égales entre elles. La constitution des racines est, à l'accolement près, la même que dans la région sous-jacente : les filets radiculaires sont au nombre de 3 à 9, mais ces chiffres extrêmes sont absolument exceptionnels, et le nombre des filets varie, en général, entre 5 et 7 (tableau VI). Le volume des filets est à peu près le même que dans la région cervicale inférieure, sans toutefois dépasser jamais 1 millimètre de diamètre. Par place, comme pour les racines sous-jacentes, il existe des filets plus volumineux que les autres, mais leur présence est beaucoup moins fréquente que dans la région précédente : nous n'avons constaté ces filets plus volumineux que 8 fois sur 42 racines étudiées; il faut de plus remarquer que ces filets n'occupent pas, comme dans le cas précédent, une situation presque constante, ils sont répartis absolument sans ordre.

Les différents éléments constitutifs de la racine sont à peu près constamment espacés de $1^{mm}5$ à 2 millimètres, ce qui fait que le grillage est à peu près régulier; mais nous avons constaté certains cas, rares du reste, où l'écart atteignait 4 millimètres. L'écart semble un peu plus grand au niveau de la quatrième racine cervicale qu'au niveau des autres racines. En convergeant vers leur point de réunion, les filets radiculaires sont moins obliques que dans la région inférieure, par suite de la direction presque horizontale des racines; il en résulte que tous les filets d'une même racine sont d'une longueur à peu près égale.

A l'inverse des racines du segment cervical inférieur, celles du segment cervical supérieur sont écartées les unes des autres; dans 3 cas seulement sur 28 racines observées, nous les avons trouvées au contact (2 fois à droite, une fois à gauche); dans les 25 autres cas, les racines sont séparées par un espace variant d'un demi-millimètre à 5 millimètres, en moyenne par 3 à 4 millimètres (tableau VII). D'autre part, la deuxième cervicale postérieure est séparée de la première cervicale par un espace mesurant en moyenne 3 à 4 millimètres. Dans un seul cas (sujet VI) la deuxième racine cervicale postérieure venait au contact de la première, qui cependant n'était pas plus développée que normalement.

Type dorsal. — Nous rangeons dans cette classe toutes les racines postérieures comprises entre la deuxième dorsale inclusivement et la première lombaire inclusivement.

L'aspect est tout différent de celui que nous avons vu à la région cervicale inférieure, et la limite entre les deux régions apparaît immédiatement, car il n'y a pas de zone de transition.

Le volume des racines est infiniment moindre et leur forme toute différente; c'est un point sur lequel insiste Fœrster (53) : « la différence de grosseur permet toujours de reconnaître la première dorsale de la deuxième ». Nous nous trouvons ici, non plus en présence d'un triangle mais en présence d'un simple cordon; celui-ci est grêle, peu résistant, se brisant facilement, et se laissant tirailler, allonger et déformer par la moindre traction.

Contrairement à ce qui se voit dans la région cervicale, la racine est constituée par réunion des filets radiculaires à l'intérieur du sac dural et non pas au niveau de l'orifice dure-mérien; il est donc possible ainsi de reconnaître deux segments à la portion intra-durale de la racine, une portion interne, juxta-médullaire, portion radiculaire, et une portion externe, la racine proprement dite. La racine proprement dite est constituée plus ou moins près de la moelle, la portion radiculaire a une longueur variant de 6 à 11 millimètres, en moyenne 8 millimètres; mais il n'existe aucune règle générale, et une racine donnée peut être constituée, suivant les sujets, plus ou moins loin de la moelle. La racine proprement dite a la forme d'un cordon arrondi d'un diamètre variant d'un demi-millimètre à 1^{mm} 5; son volume contraste donc fortement avec celui des racines cervicales inférieures. Quant à la portion radiculaire, il est difficile de lui assigner une forme bien déterminée; cette zone d'épanouissement est très grossièrement triangulaire, à base interne médullaire; présentant un côté supérieur long, très fortement oblique en bas en dehors, décrivant une courbe à concavité supérieure; un côté inférieur beaucoup plus court et beaucoup moins oblique, décrivant quelquefois une courbe à concavité inférieure et interne; le bord supérieur du triangle continue la direction de la racine, et celle-ci semble formée par le filet radiculaire supérieur, recevant sur son bord interne les filets radiculaires inférieurs légèrement écartés les uns des autres; quelquefois même deux filets radiculaires s'unissent entre eux avant d'aller prendre part en un tronc commun à la constitution de la racine. La racine n'est pas formée comme au niveau de la région cervicale par la réunion de tous les filets radiculaires convergeant en un seul point. Nous voyons donc que la disposition donnée comme générale par Ziehen (166) n'existe pas au niveau de la région dorsale.

La portion radiculaire de la racine est très étalée, la base s'étend au niveau de la moelle sur une grande hauteur, les chiffres extrêmes sont 2 et 27 millimètres, mais ils sont absolument exceptionnels et ne se trouvent qu'une fois sur 8 sujets examinés soigneusement à ce point de vue; la moyenne est de 12^{mm} 6 (tableau VIII). Soulié, sur les 4 sujets qu'il a mensurés à ce point de vue, n'a trouvé que 5 à 7 millimètres.

Toutes les racines dorsales n'ont pas les mêmes dimensions, quelques-unes sont notablement plus volumineuses que les autres, mais il faut bien insister sur ce fait que ce ne sont pas toujours les mêmes racines qui sont les plus volumineuses. Le plus souvent ce sont les deuxième, septième, huitième et douzième qui l'emportent, mais il n'y a aucune règle *et il est impossible de se servir de la différence de diamètre pour reconnaître les racines les unes des autres.*

La constitution de la racine est bien différente de ce qu'elle est dans les régions supérieures; le nombre des filets radiculaires de chaque racine est de 4 environ; sur 168 racines examinées nous avons trouvé 3 fois

2 filets radiculaires seulement et une fois 8 filets (tableau IX). Le volume des filets radiculaires est infiniment plus petit qu'au niveau de la région cervicale inférieure et même qu'au niveau de la région cervicale supérieure : leur diamètre ne dépasse guère un demi-millimètre. De plus, le diamètre est beaucoup plus constant qu'au niveau de la région cervicale, il n'y a pas d'aussi grosses différences, les filets supérieurs de chaque racine sont seulement, d'une façon constante, un peu plus gros que les inférieurs. Nous n'avons trouvé qu'une seule exception sur les 10 sujets; la cinquième racine droite du sujet IV possède 5 filets radiculaires et les deux inférieurs sont notablement plus gros que les supérieurs. Les filets radiculaires sont, à leur émergence, écartés les uns des autres, mais, à l'inverse de ce qui se passe à la région cervicale supérieure, l'écartement n'est pas toujours régulier. Sur 168 racines nous avons trouvé 114 fois des filets régulièrement espacés, 36 fois les filets étaient divisés en plusieurs paquets, 2 ou 3 séparés par des espaces variant entre 5 et 10 millimètres; 10 fois les filets non réunis en paquet étaient séparés par des espaces irréguliers; 8 fois les racines ont été cassées et n'ont pu être étudiées. L'écart moyen est de 2 à 3 millimètres, il peut atteindre de 15 à 18 millimètres, mais ceci tout à fait exceptionnellement.

Par suite de la disposition des filets radiculaires qui vont se jeter successivement sur le filet supérieur, la longueur et l'obliquité des divers éléments varient considérablement, les filets supérieurs sont très fortetement obliques en bas en dehors, les inférieurs le sont de moins en moins. Le filet supérieur présente de plus un caractère assez net que l'on retrouve presque sans exception sur toutes les racines. Ce filet supérieur apparaît assez haut au niveau du sillon collatéral postérieur et il descend accolé à la moelle le long de ce sillon sur une certaine longueur, quelquefois plusieurs millimètres, 2, 4 ou même 5, avant de se détacher et d'aller prendre part à la constitution de la racine. Dans ce premier segment juxta-médullaire, le filet radiculaire supérieur forme un petit bourrelet appliqué en saillie sur le sillon collatéral postérieur.

Comme les racines du type cervical supérieur, les racines du type dorsal sont écartées les unes des autres; une seule fois sur 168 racines, nous avons vu deux racines au contact (sujet IX, racines 9 et 10 du côté droit). L'espace qui sépare deux racines varie de 2 à 14 millimètres, mais ce sont là des chiffres extrêmes et l'écart suivant les régions varie de 5 à 11 millimètres; la moyenne est de 7 à 9 millimètres. Il semble que ce soit vers la partie moyenne de la région dorsale que l'écart est le plus grand; nous trouvons entre la cinquième et la sixième dorsale une moyenne de 11^{mm}5 et entre la sixième et la septième, 11 millimètres. Par contre, c'est à la partie supérieure (peut-être zone de transition avec la région cervicale) que l'espace entre deux racines est le plus petit;

entre la deuxième et la troisième racine dorsale d'une part et entre la troisième et la quatrième d'autre part, la moyenne est de 5 millimètres à 5mm 5 (tableau X). Mais il y a des exceptions; c'est ainsi que sur le sujet VIII nous trouvons un écart de 10 millimètres entre la deuxième et la troisième racine dorsale postérieure et chez le même sujet un écart de 8 millimètres entre la sixième et la septième racine dorsale postérieure. Luderitz examinant les racines dorsales à ce point de vue a trouvé comme écart maximum 10mm 5, et comme écart minimum, 1 à 2 millimètres. Ziehen n'indique pas les différences qui existent suivant la hauteur considérée, il donne les racines dorsales comme séparées par 5 millimètres environ. Les intervalles qui séparent les racines sont normalement libres d'émergence de tout filet radiculaire; cependant, d'après Monro (122) (1783) on pourrait trouver par hasard, au milieu de ces intervalles, un ou plusieurs filets radiculaires intermédiaires, qui vont s'unir tantôt à la racine supérieure, tantôt à la racine inférieure. Les racines du type dorsal sont séparées de la racine sus-jacente (première dorsale) par un certain intervalle. Sur 14 cas examinés on ne trouve qu'une seule fois (sujet IX, côté droit) la deuxième racine dorsale au contact de la première; l'espace qui sépare la deuxième dorsale de la première est en général petit, variant de 1 à 5 millimètres; dans la plupart des cas, il est de 2 à 3 millimètres; une seule fois (sujet V, côté droit), on trouve un espace atteignant 10 millimètres (tableau XI).

Type lombo-sacré. — Le type lombo-sacré est constitué par toutes les racines inférieures à partir de la deuxième lombaire inclusivement.

L'étude de ce type doit être faite avec le plus grand soin et mérite au plus haut point de retenir l'attention; il ne s'agit pas de préciser ici un détail d'anatomie descriptive uniquement au point de vue spéculatif, mais la question présente un grand intérêt chirurgical; en effet, les interventions portant sur les racines rachidiennes postérieures de la région lombo-sacrée se font de plus en plus fréquentes, et il semble, en voyant les observations publiées, que parfois les chirurgiens aient eu un instant d'hésitation, les données anatomiques sur lesquelles ils se basent étant insuffisantes.

Les racines lombo-sacrées présentent dès leur origine à la moelle, la forme d'un cordon légèrement aplati d'avant en arrière. Ces racines sont constituées dès leur émergence, les filets radiculaires s'accolant tout de suite les uns aux autres, et il faut étaler avec soin les racines pour arriver à dissocier les filets; on ne peut donc, comme à la région cervicale ou à la région dorsale, reconnaître deux portions à la racine, une portion radiculaire et une racine proprement dite.

Un point de la plus haute importance doit être établi tout de suite, c'est le volume respectif des diverses racines lombo-sacrées; certains auteurs en effet se basent en partie sur le volume des racines pour les différencier les unes des autres; nous verrons du reste plus loin que les données admises par ces auteurs sont fausses en certains points.

Sur 10 sujets examinés, nous avons trouvé des rapports constants entre le volume des diverses racines lombo-sacrées. La deuxième racine lombaire postérieure (rappelons qu'elle représente la plus élevée des racines du type lombo-sacré) est, d'une façon constante, plus volumineuse que la première racine lombaire, celle-ci formant le dernier élément du type dorsal. La troisième lombaire est, dans la moitié des cas, égale à la deuxième; dans l'autre moitié des cas, elle est un peu plus grosse; les quatrième et cinquième lombaires et les première et deuxième sacrées sont normalement d'un volume égal à celui de la troisième lombaire. Dans quelques cas cependant (2 cas exactement), nous avons trouvé le volume des racines allant en augmentant régulièrement de la deuxième lombaire inclusivement à la première sacrée inclusivement. Le diamètre moyen de ces racines est à leur partie externe de 3 à 4 millimètres, le plus souvent de 3 millimètres à 3^{mm} 5. Au-dessous de la deuxième sacrée, le volume des racines change brusquement, la troisième sacrée présente un volume infiniment moins gros, elle n'est guère plus grosse que la moitié de la deuxième sacrée; cette différence saute immédiatement aux yeux, même à un examen très rapide et très superficiel. Enfin les dernières sacrées sont filiformes, difficiles à séparer l'une de l'autre et difficiles à séparer des racines antérieures. Les deux dernières racines sacrées sont le plus souvent accolées l'une à l'autre et, vu leur calibre absolument minime, elles s'enroulent plus ou moins l'une autour de l'autre et s'accolent aux racines antérieures, le ligament dentelé n'existant plus à ce niveau.

Le calibre de la deuxième sacrée doit être fixé avec soin; anatomiquement il ne présente aucun intérêt, mais l'attention des chirurgiens a récemment été attirée sur lui; Fœrster (48) dit : « La deuxième sacrée est, d'une façon constante, plus petite que la première », et il considère que ce détail peut servir au chirurgien au cours d'une intervention, pour reconnaître les diverses racines sacrées postérieures. Sur les 14 cadavres que nous avons examinés et sur quelques cadavres sur lesquels nous avons sans étude anatomique répété l'opération de Fœrster, *nous n'avons jamais constaté cette différence de volume entre la première et la deuxième sacrée.* Nous pouvons ajouter que Van Gehuchten (66), sur la planche 22 de son mémoire à l'Académie de médecine de Belgique, représente la deuxième sacrée aussi grosse que la première. De plus Van Gehuchten et Lubouschine (67) font remarquer que la deuxième sacrée appartient à la moelle proprement dite, et la troisième au cône terminal. Dans quelques cas, nous avons trouvé, en mesurant très attentivement, une très minime différence, mais au simple examen nous n'avons rien pu discerner et encore nous trouvions-nous en présence d'un canal rachidien largement ouvert et n'avions-nous aucune des causes d'erreur qui peuvent se produire au cours d'une intervention. Il faut donc insister particulièrement sur ce fait que le groupe des racines lombo-sacrées comprend deux classes de racines, une où les racines sont volumineuses, l'autre où les racines sont grêles; le changement de volume se fait brusquement entre la deuxième et la troisième sacrée et non pas entre la première et la deuxième, comme l'a avancé Fœrster : c'est là une erreur anatomique qui peut être grosse d'erreurs chirurgicales.

Les cordons aplatis qui constituent les racines lombo-sacrées supérieures, c'est-à-dire jusqu'à la deuxième sacrée inclusivement, vont en augmentant de la partie externe à la partie interne. Au dehors, vers l'orifice dural, ils mesurent de 3 millimètres à $3^{mm}5$; le long de leur émergence médullaire, ils mesurent en moyenne de 7 à 8 millimètres; comme chiffres extrêmes et très rares, nous avons trouvé de 4 à 12 millimètres (tableau XII). Soulié donne comme hauteur moyenne 6 à 9 millimètres, et il faut faire remarquer qu'il range la deuxième sacrée dans le groupe supérieur. Pour les racines sacrées inférieures, on ne peut mesurer sérieusement la hauteur de l'émergence que pour la troisième sacrée; cette hauteur varie de 3 à 6 millimètres, elle est en moyenne de 4 millimètres à 4^{mm} 5 (tableau XIII). Les quatrième et cinquième sacrées sont à peu près impossibles à mesurer; sur 28 racines examinées, quatre fois les racines n'ont pu être isolées, seize fois elles étaient filiformes; dans les 8 cas où la hauteur de l'émergence a pu être mesurée, elle ne dépassait qu'exceptionnellement 3 millimètres (tableau XIV). Soulié donne 4 à 5 millimètres comme hauteur d'émergence des trois dernières sacrées. La racine coccygienne est absolument filiforme.

Le nombre des filets radiculaires qui constituent chaque racine varie avec la situation qu'occupe la racine. Les supérieures possèdent de 4 à 5 filets, la troisième sacrée de 3 à 4, et les inférieures de 2 à 3 en moyenne (tableau XV). Kolb (165) a compté sur trois moelles le nombre des filets radiculaires de la douzième dorsale à la cinquième sacrée. Il donne des chiffres assez analogues aux nôtres (tableau XX). Les filets radiculaires sont naturellement d'autant plus minces que les racines sont moins grosses; au niveau des deuxième et troisième lombaires, elles mesurent, comme au niveau du renflement cervical, 1 millimètre de diamètre environ; leur volume est beaucoup moindre au niveau des racines inférieures. Le volume des filets est le même dans chaque racine et sur 180 racines lombo-sacrées, nous n'avons trouvé que quatre exceptions (sujet VIII, cinquième lombaire, 1 gros filet et 2 petits; première sacrée,

2 gros filets et 1 petit; sujet V, quatrième lombaire, 2 gros filets et 1 petit; cinquième lombaire, 3 gros filets et 1 petit). Les filets radiculaires sont au contact les uns des autres et nous n'avons trouvé aucune exception sur les divers sujets examinés. Tous les filets ont la même direction, ils sont accolés les uns aux autres et se portent avec la même obliquité très fortement en bas et un peu en dehors.

Les racines de la région lombo-sacrée sont, dans l'immense majorité des cas, au contact les unes des autres, au niveau de leur émergence médullaire; sur 144 racines étudiées à ce point de vue nous trouvons 100 fois ces racines au contact (tableau XVI). Il semble que normalement il existe un petit espace entre la deuxième lombaire et la troisième; cet espace existe 8 fois sur 9 et oscille entre 2 et 3 millimètres; l'existence d'un interstice entre les autres paires lombaires est plus rare; quant aux paires sacrées, elles sont absolument au contact. Les paires sacrées naissent suivant une ligne continue; il est impossible de reconnaître l'origine de l'une quelconque de ces paires en allant de haut en bas, pour les dissocier il faut remonter les racines de bas en haut. Ziehen a déjà signalé le fait, ainsi que Fœrster et Van Gehuchten.

Les racines du type lombo-sacré sont séparées des racines du type dorsal par un certain espace; cet espace, compris entre la première et la deuxième lombaire, varie de 2 à 10 millimètres, chiffres extrêmes; la moyenne est de 4 à 5 millimètres, une seule fois nous avons vu les deux racines au contact (tableau XVII).

Rapports des racines.

Dans leur trajet les racines rachidiennes postérieures sont, sur le cadavre et sur le vivant, au cours d'une opération, recouvertes par l'arachnoïde qui s'est affaissée par suite de la disparition du liquide. L'arachnoïde forme un rideau qui masque complètement la forme des racines et qu'il faut détruire pour les étudier. Un détail de la disposition de l'arachnoïde doit être retenu. Au moment où les racines rencontrent l'arachnoïde en se portant vers les orifices de sortie dure-mériens, elles refoulent cette membrane et s'en forment une gaine très courte. Entre deux racines superposées, c'est-à-dire entre deux orifices dure-mériens, l'arachnoïde se tend en une bride verticale le long de la dure-mère. Van Gehuchten (66) signale l'importance chirurgicale de cette formation, qui se tend quand on soulève une racine et qui se laisse d'autant moins facilement rompre, que l'on descend plus dans la partie inférieure; à partir de la région sacrée, en effet, les orifices dure-mériens se rapprochant, les brides sont plus courtes et plus résistantes.

Les racines rachidiennes postérieures sont accompagnées par des artères, ce sont les artères spinales latérales, ou artères radiculaires; ces artères ont été surtout étudiées par ADAMCKIEWICZ (6), KADYI (94), STERZI (153), CHARPY (25); TANON (154) a repris cette étude dans sa thèse. Toutes les artères radiculaires postérieures sont loin d'atteindre la moelle et de contribuer à former l'artère spinale postérieure; toutes ces artères postérieures sont très grêles, la plupart filiformes; ce sont là des faits classiques. Dans nos injections les mieux réussies nous n'avons jamais trouvé plus de dix artères atteignant la moelle d'un côté, et ces artères étaient toujours situées entre la cinquième cervicale et la première lombaire; comme il est classique de le dire, les artères de la région lombaire et de la région sacrée atteignent exceptionnellement la moelle et s'épuisent sur les racines. Nos recherches ne concordent pas ici avec celles du professeur Testut qui donne les artères radiculaires postérieures comme plus nombreuses que les antérieures : « on en compte en moyenne deux pour trois paires nerveuses »; les artères radiculaires antérieures nous ont en effet toujours paru plus nombreuses et plus volumineuses que les postérieures et nous avons toujours trouvé parmi elles la grande artère spinale d'Adamckiewicz. Ce que nous voulons préciser ici c'est le trajet des artères radiculaires postérieures. A la région cervicale elles pénètrent, en général, dans la cavité durale par l'orifice de sortie de la racine postérieure, puis elles se placent tantôt à la face postérieure de la racine — et c'est le cas le plus fréquent, — tantôt à sa face antérieure; dans quelques cas nous avons vu l'artère décrire une flexuosité en *S* italique à la face antérieure de la racine. A la région dorsale, nous avons vu d'une façon presque constante les artères pénétrer dans la cavité dure-mérienne par un orifice spécial, indépendant de l'orifice de sortie de la racine, l'orifice artériel étant au-dessus de l'orifice nerveux. Cette disposition, la constance mise à part, est signalée par Sterzi et par Testut qui la représente même sur une figure. L'artère apparaissant un peu au-dessus de la racine est moins oblique qu'elle, se rapproche d'elle progressivement et s'accole à son bord supérieur.

Il est classique de dire que les racines rachidiennes postérieures sont séparées des antérieures par le ligament dentelé qui s'étend sur toute la hauteur de la moelle, tendu transversalement de la face latérale du névraxe à la dure-mère où il se fixe par des dents entre les orifices de sortie des racines rachidiennes, la première dent s'insérant aux masses latérales de l'atlas, envoyant, d'après TROLARD, une expansion à l'extrémité du diamètre transversal du trou occipital, la dernière dent se fixant à la dure-mère entre le douzième nerf dorsal et le premier nerf lombaire, point qui répond à la partie supérieure du renflement lombaire. « Mais le ruban ligamenteux de son bord inférieur se poursuit en liseré jusqu'au commencement du cône terminal. » (CHARPY.) Le ligament dentelé présente deux parties bien distinctes. Une partie interne mince, une partie externe épaisse et festonnée, découpée en dents, dont le sommet se fixe à la dure-mère; on compte, en général, de dix-huit à vingt-trois dents. Le ligament dentelé ne nous a pas paru toujours aussi schématique que le donnent les descriptions. Sur la plupart des sujets que nous avons examinés avec ou sans injection artérielle, il nous est apparu que le ligament est bien développé dans la région cervicale et à la partie supérieure de la région dorsale; à ce niveau, les festons sont réguliers et la flèche de leur concavité est de courte longueur. Plus bas, au contraire, le ligament est très irrégulier, les dents beaucoup moins nombreuses que ne le disent les classiques, souvent trois ou même quatre espaces inter-radiculaires sont libres de toute insertion; de plus, les festons sont beaucoup plus accusés, la flèche de leur concavité est très haute, et bien souvent, au sommet d'un feston, le ligament dentelé n'atteint pas la moitié de l'espace qui sépare la moelle du canal rachidien. Il en résulte que si dans la région cervicale et dorsale supérieure les racines antérieures et postérieures sont nettement séparées les unes des autres, à partir de la région dorsale moyenne, il faut reconnaître deux régions bien distinctes, une interne où le ligament dentelé existe, une externe où, dans les grandes échancrures qu'il présente, les racines antérieures et postérieures viennent au contact. Dans trois cas même nous avons pu constater qu'à la région dorsale inférieure, le ligament dentelé était presque complètement effacé, on ne pouvait apercevoir qu'un étroit liseré fibreux sur la face externe de la moelle. Ce liseré fibreux était épais car il faut remarquer que, toutes les fois que le ligament se rétrécit, c'est aux dépens de sa partie interne celluleuse, sa partie externe épaisse restant toujours d'une largeur égale.

En terminant, nous voulons signaler un point qui nous a frappé assez souvent. Nous avons, sur le plus grand nombre de nos sujets, constaté dans le tiers inférieur du ligament des orifices arrondis ou ovalaires répondant à son segment interne; autant que nous puissions l'affirmer sans examen histologique, il nous a paru que cette fenestration était normale et ne pouvait être attribuée à un traumatisme.

Anastomoses des racines rachidiennes postérieures.

Les racines rachidiennes postérieures présentent un certain nombre d'anastomoses; celles-ci sont un peu diversement comprises par les auteurs. D'après Froment (64) et Hilbert (85), cités par Soulié, il existerait des arcades anastomotiques horizontales unissant les racines antérieures aux racines postérieures. Cruveilhier, Sappey, Testut nient l'existence de ces anastomoses macroscopiques. « Bien que le groupe des racines antérieures et le groupe des racines postérieures convergent l'un vers l'autre pour traverser les canaux fibreux de la dure-mère, jamais il n'y a entre eux la moindre communication. » (CRUVEILHIER.) VAN GEHUCHTEN (65) et Ziehen ne parlent pas d'anastomoses entre les racines antérieures et les postérieures.

S'il n'existe pas d'anastomoses entre les deux groupes de racines, il en existe entre les racines postérieures; tous les auteurs les décrivent. Pour Cruveilhier, tantôt elles sont tendues entre deux filets de la même paire, tantôt elles sont tendues entre des filets appartenant à deux paires différentes; d'autres fois, c'est un filet intermédiaire à deux paires qui se bifurque pour se partager entre elles. Sappey dit n'avoir jamais rencontré ce dernier mode d'anastomose et il précise la disposition des autres variétés; les filets se détachent du bord inférieur de la racine sus-jacente et vont obliquement en bas et en dehors au bord supérieur de la racine sous-jacente. « La jonction s'opère sur un point toujours plus ou moins rapproché de la dure-mère et parfois même à l'intérieur du canal fibreux dans lequel s'engagent les racines anastomosées. » Testut admet l'existence d'anastomoses entre les filets constitutifs d'une même racine et décrit les anastomoses entre deux racines voisines comme pouvant aller de la supérieure à l'inférieure ou inversement; pour lui, les anastomoses par bifurcation existent, il les signale et les représente sur une figure. Pour Van Gehuchten et Lubouschine ces anastomoses ne présentent aucun caractère constant, elles font rarement défaut, mais leur nombre et leur importance varient considérablement d'une moelle à l'autre. Ziehen parle également des anastomoses des racines postérieures entre elles. D'après lui, on voit des filets radiculaires isolés se détacher de leurs racines aussitôt après la sortie de la moelle, et se rendre à la racine sus ou sous-jacente. Seul Soulié semble les nier : « En général, les fibres radiculaires de chaque nerf spinal restent indépendantes de celles des nerfs voisins ». Il cite cependant les travaux d'Hilbert qui décrit ces anastomoses.

Recherches personnelles.

Sur les 10 sujets que nous avons examinés, c'est-à-dire sur 600 racines, nous n'avons pas trouvé une seule fois d'anastomose entre les racines postérieures et les racines antérieures; ce qui confirme la description des auteurs classiques. Nous n'avons non plus jamais trouvé d'anastomoses entre les filets radiculaires d'une même racine. Par contre, les anastomoses entre les diverses racines postérieures sont fréquentes; elles se font entre deux racines voisines et pas une seule fois nous n'avons vu de filets sautant une racine, comme le fait a été signalé.

La fréquence des anastomoses est variable suivant les régions, on les trouve dans 23 % des cas dans la région cervicale, 28 % dans la région dorsale, 16 % dans la région lombaire et 4 % dans la région sacrée. Les

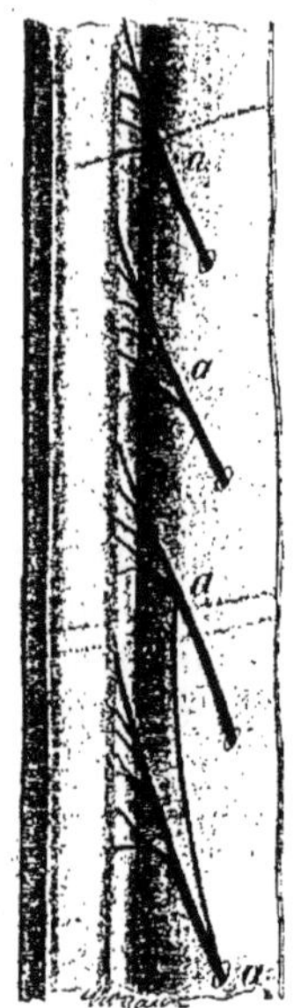

Différents types d'anastomose à la région dorsale.

anastomoses sont donc fréquentes surtout à la région cervicale et à la région dorsale, plus encore à la région dorsale et chez certains sujets *toutes les racines dorsales* sont anastomosées avec les racines sus et sous-jacentes. — Le volume des anastomoses est très variable, tantôt elles sont volumineuses, grosses comme un filet radiculaire de la région cervicale, tantôt, au contraire, elles sont très grêles. Le volume des anastomoses ne dépend pas du volume des racines anastomosées, ni de la région considérée. — La forme des anastomoses semble au premier abord très variable mais on peut assez aisément les classer en quelques types qui se retrouvent presque constamment ; nous avons pu isoler trois types très nets.

Premier type : l'anastomose est constituée par un filet presque vertical qui longe la moelle à 1 millimètre environ.

Deuxième type : l'anastomose se détache de la racine supérieure *tout contre* la moelle ; dans un seul cas sur 600 racines nous avons trouvé une de ces anastomoses obliques se détachant de la racine supérieure, loin de la moelle : il s'agit du sujet X où, au niveau de la cinquième lombaire, une anastomose oblique se détache à 144 millimètres de la moelle pour gagner la première racine sacrée postérieure. Parti de ce point, le filet se porte obliquement en bas en dehors vers la racine sous-jacente qu'elle atteint plus ou moins près du point où elle perfore la dure-mère ; dans un cas même l'union ne se faisait qu'en dehors de la dure-mère. Sur le sujet III, la première lombaire du côté droit, au moment où elle atteint la hauteur où la douzième dorsale perfore la dure-mère, envoie une grosse branche qui perfore la dure-mère à la même hauteur que la douzième dorsale mais en arrière d'elle et va à l'intérieur d'un canal dural spécial rejoindre le douzième nerf rachidien et se

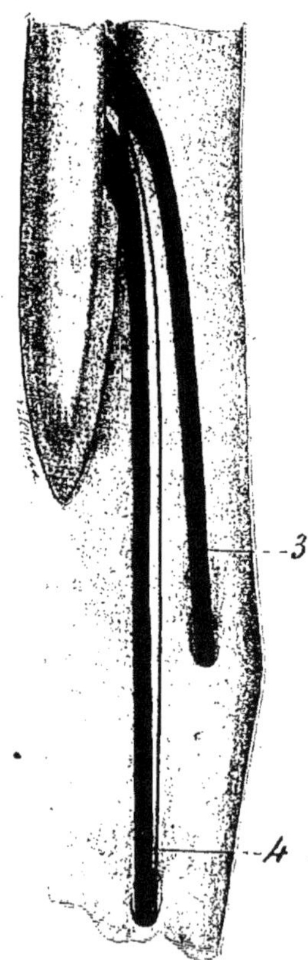

Anastomose à la région lombo-sacrée.

jeter sur lui. — Les anastomoses de cette variété peuvent atteindre une grande longueur, alors qu'à la région dorsale elles sont courtes, d'une façon constante, c'est-à-dire qu'elles atteignent la racine inférieure non loin de la moelle (5 à 6 millimètres); à la région lombo-sacrée elles sont beaucoup plus longues, nous en avons vu une longue de 146 millimètres.

Troisième type : L'anastomose présente une forme en Y. La branche commune naît de la moelle dans l'espace qui sépare deux racines et les deux branches divergeant rejoignent les racines sus et sous-jacentes en un point variable, tantôt tout près de la moelle, tantôt tout près du point de perforation de la dure-mère. Dans un cas même ces deux branches perforent la dure-mère isolément, la supérieure juste au-dessous de la racine supérieure, l'inférieure juste au-dessus de la racine inférieure, elles ne rejoignent ainsi le nerf rachidien qu'en dehors de la dure-mère. L'anastomose en Y semble être particulière à la région cervicale ; sur 10 sujets nous ne l'avons trouvée qu'une fois à la région dorsale (sujet I, entre la troisième et la quatrième dorsale du côté droit), nous ne l'avons pas trouvée une seule fois à la région lombaire ni à la région sacrée. De plus, ce type en Y semble être de beaucoup le plus fréquent à la région cervicale puisque sur 37 anastomoses on trouve 24 fois ce type.

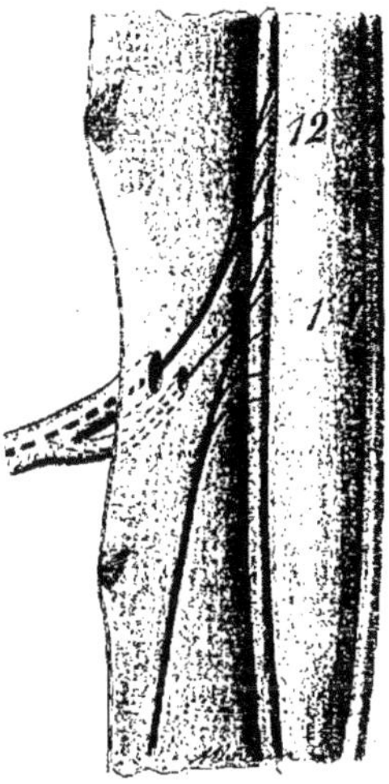

Type exceptionnel d'anastomose.

En dehors de ces trois types d'anastomose nous n'avons trouvé sur les 10 sujets que trois anastomoses d'une autre constitution. Sur le sujet II, entre les troisième et quatrième racines dorsales droites nous avons vu une double anastomose, anastomose en X très allongé : une branche oblique en bas et en dehors se détachant de la troisième dorsale, tout près de la moelle, et se portant vers la quatrième dorsale et une branche se détachant de la quatrième dorsale et se portant en haut et en dehors vers la troisième dorsale. Dans deux autres cas nous avons trouvé une anastomose horizontalement tendue dans le plan frontal, 1 fois entre deux racines cervicales (5 et 6), 1 fois entre deux racines dorsales (10 et 11). Ces deux anastomoses existaient sur le même sujet.

L'étude des anastomoses intra-rachidiennes des racines ne présente pas un simple intérêt anatomique, cette question est également très intéressante au point de vue chirurgical et médical. Au point de vue chirurgical, la présence d'une anastomose peut rendre inefficace la section d'une racine postérieure si elle a porté en dehors de l'anastomose; au point de vue médical, elle peut tromper sur la localisation médullaire exacte de la lésion. Fritz Sano (142) a étudié les anastomoses des racines rachidiennes, mais surtout au point de vue des racines antérieures; il insiste sur leur importance et pour lui « les variations individuelles devraient être poursuivies et notées chaque fois que l'on cherche à déterminer exactement à quel niveau de la moelle s'est développé un processus anatomo-pathologique. Cette étude devient indispensable dans la recherche des localisations médullaires ». Ce que Sano dit pour les racines antérieures peut s'appliquer entièrement aux racines postérieures.

Étude des points de repère qui permettent de reconnaître les racines rachidiennes postérieures.

Ces divers détails d'anatomie descriptive étant indiqués, nous avons recherché la valeur des points de repère indiqués jusqu'à ce jour pour permettre la découverte des racines rachidiennes postérieures. Cette question présente actuellement une importance primordiale, les interventions se faisant de plus en plus nombreuses depuis le moment où Fœrster (1908) a proposé la résection des racines rachidiennes postérieures comme traitement de certaines affections [quelques auteurs réclament la priorité les uns pour Spiller (1905), les autres pour Dana (1888)]. Des points de repère précis sont recherchés depuis longtemps; il semble que ce soit Jadelot (92) qui, en 1799, ait fait les premières constatations : « Voulant appliquer un moxa près de l'origine des nerfs des parties affectées, il me parut... », puis vinrent les travaux de Nuhn (1847), Pfitzner (1884), Reid (1889), Gowers (1892), Chipault (1894). Soulié enfin fit des vérifications sur 3 sujets. Toutes les recherches de ces auteurs tendaient à déterminer l'origine médullaire de tous les nerfs rachidiens; beaucoup plus récemment, Fœrster (48) a précisé par ses travaux des points de repère permettant de localiser certaines racines données, racines auxquelles on s'adresse particulièrement au cours des opérations très spéciales que l'on pratique depuis peu d'années. Nous allons passer rapidement en revue tous ces travaux et essayer de voir la valeur qu'il faut attribuer à leurs conclusions.

Bien des points de repère ont été recherchés, les uns faciles à trouver, les autres très éloignés, très peu pratiques et très variables. Chipault (27), dans sa thèse, a étudié soigneusement la question; nous allons très rapidement citer les diverses indications, ne retenant dans la première partie de ce chapitre que le repère des apophyses épineuses auquel on se fie encore actuellement, faute de mieux.

L'étude des insertions musculaires qui se font à la ligne apophysaire ne doit pas nous arrêter, pas plus que l'étude des points de repère osseux accessoires tels que les épines sciatiques ou le bord inférieur de la symphyse pubienne; il en est de même pour la projection de l'ombilic et du larynx. D'autres points présentent un intérêt un peu plus grand et certains chirurgiens leur attribuent une certaine importance; c'est ainsi qu'une ligne passant par les épines iliaques postéro-supérieures répond à l'apophyse de la première sacrée et qu'une ligne passant par le point culminant des crêtes iliaques croise l'apophyse épineuse de la quatrième vertèbre lombaire (Chipault dit deuxième apophyse lombaire, généralement à son bord supérieur?) L'omoplate a servi également de point de repère et deux régions de l'omoplate ont été envisagées: D'après Marion (119), on pourra définir à peu près la place de l'apophyse épineuse de la troisième vertèbre dorsale, en réunissant par une ligne horizontale les extrémités internes des épines de l'omoplate de l'un et l'autre côté; d'après Chipault, la même ligne répondrait au sommet de la cinquième apophyse épineuse. Une ligne horizontale joignant la pointe des deux omoplates croiserait l'apophyse épineuse de la septième vertèbre dorsale d'après Marion; d'après Chipault cette ligne répondrait au sommet de la huitième apophyse. De ces points de repère scapulaires nous n'avons pas vérifié le premier (extrémité interne de l'épine), mais nous avons recherché l'exactitude du second; sur 10 sujets, 6 fois nous avons vu la ligne horizontale couper la saillie des apophyses épineuses à la hauteur de la septième vertèbre dorsale, confirmant en cela l'opinion de Marion, mais 3 fois nous avons vu cette ligne répondre à la huitième apophyse épineuse et 1 fois elle coupait la ligne médiane au-dessus de la septième, répondant à l'espace qui sépare la sixième de la septième. Chipault ajoute du reste : « Ce niveau change plus ou moins lorsque le membre supérieur modifie sa position et les variations sont tellement notables suivant la nuance du mouvement, qu'il nous paraît impossible de chercher de ce côté une notion pratique quelconque. » Nos mensurations ont été faites les bras appliqués soigneusement le long du corps, les mains reposant par la paume sur la table, les épaules étant bien sur la même ligne et tombant le plus possible.

L'étude des gouttières vertébrales une fois dénudées dans le champ opératoire ne peut donner aucun renseignement. Normalement, à la partie inférieure de la région dorsale, les gouttières se rétrécissent brusquement, passant de 18 millimètres en moyenne à 11, mais le point de changement brusque varie essentiellement suivant les sujets. Sur 9 cadavres, nous avons trouvé ce changement de largeur 3 fois entre la neuvième et la dixième dorsale, 3 fois entre la dixième et la onzième, 3 fois entre la onzième et la douzième. Sur un sujet examiné à Clamart ces gouttières se rétrécissaient également, mais pas à la même hauteur des deux côtés : au niveau de la dixième apophyse épineuse, à gauche; au niveau de la onzième, à droite.

PFITZNER (131), sur 36 sujets, a mesuré la distance qui sépare les fibres radiculaires les plus élevées de chaque nerf du trou de conjugaison par lequel sort ce nerf. Il n'y a là qu'un intérêt purement anatomique dont on ne peut tirer aucune conclusion pratique.

Le seul point de repère qui, au premier abord, paraisse posséder les conditions de sécurité nécessaires, est la ligne des apophyses épineuses, bien que Pfitzner, dès 1884, l'ait abandonné à cause de sa variabilité. Chipault commence par affirmer la valeur de ce point de repère : « Deux apophyses attirent bientôt l'attention par la saillie particulièrement considérable qu'elles font sous la peau..... ce sont : la proéminente cervicale appartenant à la septième cervicale et la proéminente lombaire à la troisième vertèbre lombaire. *Elles nous fournissent deux points fixes.* » Plus loin, cependant, il est moins absolu. « Ce qui trompe, et gravement, ce sont les variations de longueur de telle ou telle apophyse, qui, par exemple chez l'adulte, rendent proéminente, à la région cervicale, non plus la septième, mais la sixième cervicale ou la première dorsale; à la région lombaire, non plus la troisième, mais la quatrième, la deuxième ou même la première. *Or, ces anomalies sont fréquentes.* » Marion est moins affirmatif et abandonne le repère des apophyses épineuses : « Des points de repère ont dû être établis par rapport aux parties voisines; ils sont peu nombreux, du reste, mais largement suffisants. » Confirmant absolument les données précédentes, nous avons cherché sur 10 sujets dans quelle proportion la septième cervicale et la troisième lombaire représentent les proéminentes. 7 fois sur 10, la proéminente était la première dorsale; dans un de ces 7 cas, on ne constatait rien à l'inspection, à la palpation, la première dorsale était très difficile à trouver, bien que le sujet fût très maigre; du reste, la colonne une fois dénudée, nous avons pu voir que la troisième et la septième dorsale n'avaient pas d'apophyses épineuses et que l'apophyse des quatrième, cinquième et sixième était à peine représentée par une très légère saillie. Dans les 3 cas où la septième cervicale était la proéminente, il fallut 2 fois chercher sa saillie avec soin par la palpation, car à l'inspection on ne constatait absolument rien. Pour ce qui a trait à la région lombaire, sur les mêmes 10 sujets, nous avons remarqué dans 2 cas l'absence complète de proéminente, la troisième lombaire n'était proéminente que dans 3 cas et encore dans 1 de ces cas a-t-elle été difficile à trouver par la palpation; 3 fois la deuxième lombaire faisait saillie et 2 fois la première. Toutes ces recherches ont, bien entendu, porté sur des cadavres d'adultes, car on sait que chez l'enfant les saillies osseuses sont assez différentes et il est classique d'appeler proéminente la première dorsale de l'enfant.

Cette difficulté de repérer les apophyses épineuses est un point d'une importance capitale; c'est en se basant sur leur saillie que tous les auteurs se sont guidés pour reconnaître les racines au cours d'une intervention. De nombreux tableaux ont été dressés à ce sujet, nous allons voir la façon dont ils concordent. De plus, c'est encore sur le repérage des vertèbres que, dans ces dernières années, se basent Fœrster et Kuttner pour établir la technique d'opérations très précises dans les régions dorsales et lombo-sacrées. Fœrster (53) dit : « La huitième racine cervicale sort du sac dural à la hauteur de l'apophyse épineuse de la vertèbre proéminente. »

Mais, même en admettant que le repérage des apophyses épineuses soit aisé et que l'on puisse avoir des points osseux, fixes, indiscutables, *il serait impossible de se fier à eux.* En effet, le simple examen des tables dressées par Jadelot, Nuhn et Reid nous montre des différences individuelles telles, dans la hauteur de l'émergence d'une racine donnée, que l'on ne peut en aucune sorte attribuer la moindre valeur aux points de repère extérieurs, c'est-à-dire aux points de repère recherchés avant l'ouverture du canal rachidien.

De l'étude attentive des travaux antérieurs et de nos recherches personnelles, il résulte que nous ne pouvons en aucune sorte accepter l'opinion de Chipault : « L'examen des schémas construits d'après les tables de Jadelot, Nuhn et Reid nous fit constater dès l'abord des différences individuelles considérables dans le rapport des apophyses et des origines radiculaires, mais bientôt, malgré tout, la possibilité d'exprimer ce rapport par une formule simple, bien entendu sans prétention à l'exactitude mathématique, mais toutefois d'une vérité plus que suffisante pour mettre le doigt sur une lésion médullaire, à travers le rachis, et guider une intervention chirurgicale. » De même, l'opinion de Soulié (149) nous paraît un peu exagérée lorsqu'il dit : « Le tableau général des moyennes de Reid est en parfait accord avec les mensurations de Jadelot et de Nuhn; nous avons eu l'occasion d'en vérifier nous-même sur 3 sujets la rigoureuse exactitude. »

Nous ne reproduirons pas ici ces divers tableaux dont l'étude est cependant fort intéressante, nous nous contenterons de mettre en évidence, par quelques exemples, les résultats différents auxquels sont arrivés les auteurs. Ces exemples pourraient être multipliés. D'après Jadelot, la quatrième dorsale naît au-dessus de l'apophyse épineuse de la deuxième dorsale jusqu'un peu au-dessous; pour Nuhn, la même racine naît entre l'apophyse épineuse de la deuxième et de la troisième dorsale, et pour Reid (135), l'émergence peut s'étendre suivant les sujets depuis un plan passant juste au-dessous du bord supérieur de l'apophyse épineuse de la première dorsale jusqu'à un plan passant par l'union du tiers supérieur et des deux tiers inférieurs de l'apophyse épineuse de la troisième dorsale. Mais il est des différences encore plus typiques à relever; c'est ainsi que JADELOT (92) donne la septième racine dorsale comme naissant à la hauteur de l'apophyse épineuse de la cinquième dorsale *et un peu au-dessus*, et NUHN (128), à la hauteur de la cinquième dorsale *et un peu au-dessous ;* de même pour les rapports de la huitième racine dorsale et de la sixième apophyse épineuse. Quant à Reid, il donne l'émergence de la septième racine dorsale comme variant dans un espace limité par deux plans horizontaux, l'un passant par l'union du tiers supérieur et des deux tiers inférieurs de l'apophyse épineuse de la quatrième dorsale, l'autre passant juste au-dessus du bord inférieur de l'apophyse épineuse de la cinquième dorsale.

Il est facile de comprendre que ces points de repère ne peuvent avoir aucune valeur; en effet, en admettant toujours que les vertèbres aient été bien repérées, une fois un arc vertébral réséqué, on aperçoit toujours deux racines rachidiennes, et avec des différences individuelles aussi marquées il est impossible de savoir exactement le numéro des deux racines; que l'on se reporte à une table ou à l'autre, c'est au hasard que l'on déterminera ce numéro, et si l'on se reporte à la table plus générale et plus exacte de Reid, on ne pourra pas même essayer de le déterminer.

Nous avons, personnellement, essayé de constater également la hauteur aussi exacte que possible de l'émergence des racines, et voici à quels résultats nous sommes arrivé. Sur 10 sujets, nous n'avons trouvé comme émergence constante, au point de vue de la hauteur, que les premières cervicales, et chirurgicalement les cinq premières racines cervicales sont sans intérêt. La hauteur d'émergence des autres racines est essentiellement variable; c'est ainsi que pour les trois dernières cervicales nous trouvons l'émergence occupant un espace compris entre deux plans horizontaux, l'un passant au bord supérieur d'une apophyse épineuse, l'autre au bord inférieur de l'apophyse épineuse sous-jacente; l'origine des racines cervicales inférieures répond donc tantôt à une apophyse épineuse, tantôt à l'apophyse sous-jacente, tantôt à l'espace interépineux qui sépare ces deux saillies. Dans la région dorsale, les deux plans qui limitent la zone de variation sont séparés *au moins* par deux espaces interépineux et l'apophyse intermédiaire. Dans la région lombaire, les variations sont encore plus grandes, la zone comprenant jusqu'à trois apophyses et les deux espaces qui les séparent. Il en est de même dans la région sacrée où les deux plans horizontaux interceptent jusqu'à trois espaces et deux apophyses (tableau XVIII).

Le résultat de nos recherches, exposé dans le tableau XVIII, peut être rapproché des conclusions de Reid, dont le tableau est reproduit en entier dans les ouvrages classiques; nous pouvons cependant relever un certain nombre de différences; c'est ainsi que nous trouvons des variations moins étendues dans la région cervicale et dans la région dorsale; par contre, nous trouvons des variations beaucoup plus grandes dans la région lombo-sacrée. C'est là un fait intéressant à retenir car c'est surtout sur les racines de la région lombo-sacrée que l'on tend à intervenir aujourd'hui.

Quelles peuvent être les causes de variations si grandes dans la hauteur de l'émergence médullaire des racines? Siège-t-elle dans une différence de longueur appréciable du névraxe suivant les sujets? Non, car nous avons mesuré le névraxe sur nos différents cadavres, depuis le trou occipital jusqu'à l'extrémité du cône terminal et nous avons toujours trouvé des dimensions très comparables aux données classiques, nos mesures variant de 43 centimètres à 46[cm] 5. Une seule fois nous avons trouvé 37 centimètres. Faut-il chercher la cause des variations dans le rapport qui existe entre la longueur du névraxe et la longueur du canal rachidien? Peut-être, car nous avons trouvé la situation du cône terminal assez variable suivant les sujets, la partie inférieure de la moelle répondant à un point situé entre la partie moyenne du corps de la douzième vertèbre dorsale et le bord inférieur de la deuxième lombaire. Cette variation de situation du sommet du cône terminal n'est pas admise par les auteurs, seuls les anciens anatomistes en parlent. Cruveilhier, Sappey, Testut, Charpy décrivent le cône terminal comme répondant à la deuxième vertèbre lombaire, avec des variations individuelles; pour Henle, il répond à la première lombaire; pour Chipault, « aux environs de la première apophyse lombaire, et un peu plus bas chez la femme, au bord supérieur de cette même première apophyse ». Nous n'avons pas, comme Chipault, trouvé cette différence chez la femme; nous n'avons rien constaté de particulier chez elle, et même c'est sur un cadavre de femme que nous avons trouvé le cône terminal le plus élevé, c'est-à-dire répondant au bord inférieur de la douzième dorsale.

Sano (142) le premier semble avoir attiré l'attention sur la différence de hauteur de l'émergence des racines rachidiennes; il l'explique aisément, chaque racine comprenant dans sa constitution des faisceaux provenant de groupements élémentaires, ces groupements ayant une tendance, tantôt à se rapprocher de ceux des segments voisins, tantôt à s'en éloigner, ceci expliquant le fait que l'étendue de l'implantation des racines et la constitution des plexus nerveux peuvent varier dans une certaine mesure. Sano met le fait très clairement en évidence. Il reporte sur des schémas la hauteur des divers segments de 6 moelles d'hommes adultes (chaque segment comprenant la hauteur de l'émergence d'un nerf et la moitié des espaces libres sus et sous-jacents). Tous les schémas sont placés à côté les uns des autres et comme point de repère il met sur une même ligne horizontale la partie supérieure du premier segment sacré de toutes les moelles. Il est très aisé de constater la grande différence qui existe dans la hauteur d'émergence d'un même nerf sur diverses moelles.

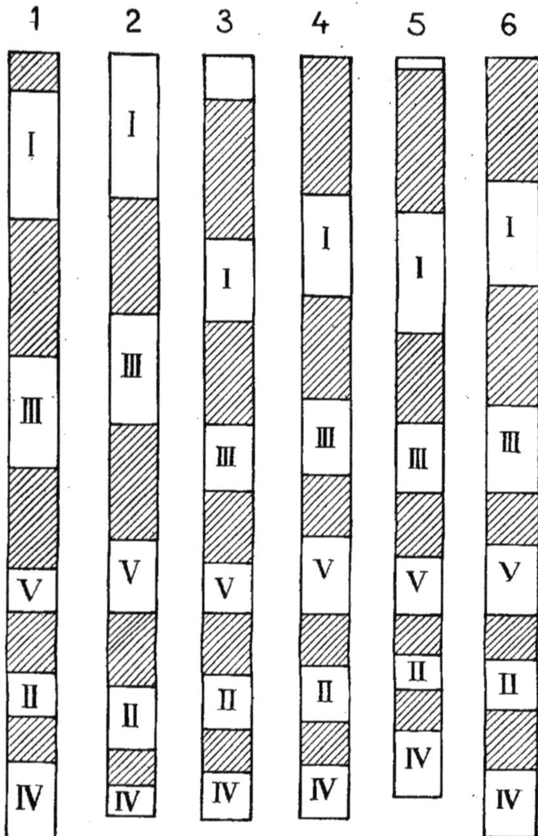

Schémas de l'étendue des racines de six moelles lombo-sacrées, provenant toutes d'hommes adultes. Comme point de repère, la partie supérieure du premier segment sacré, au même niveau pour toutes les moelles. (D'après Fritz Sano.)

C'est ainsi que sur le schéma 5 le bord supérieur de la première lombaire répond à la même hauteur que le bord inférieur de la première lombaire du schéma 1 et que sur le schéma 3 le bord supérieur de la première lombaire est nettement plus bas que le bord inférieur de la première lombaire du schéma 1. Un coup d'œil jeté sur les schémas suffit, du reste, à montrer cette grande différence de niveau.

De tous les faits que nous venons d'examiner, il nous semble résulter que la formule indiquée par Chipault est beaucoup trop absolue; nous avons essayé de l'appliquer sur nos sujets et dans la presque totalité des cas nous ne sommes pas arrivé à trouver la racine cherchée. « A la région cervicale, il faut ajouter 1 au numéro d'une apophyse déterminée pour avoir le numéro des racines qui naissent à son niveau; à la région dorsale supérieure, il faut ajouter 2; à partir de la sixième apophyse dorsale jusqu'à la onzième, il faut ajouter 3 : la partie inférieure de la onzième dorsale, l'espace interépineux sous-jacent et la douzième apophyse répondent aux trois dernières lombaires; l'espace sous-jacent, aux paires sacrées. » Comment, en effet, peut-on éliminer toutes les variations anatomiques que nous venons de rapporter? Il suffit de prendre au hasard deux exemples pour prouver le peu de sécurité de la formule. En vertu de la loi de Chipault nous devrions ajouter 2 au numéro de la première dorsale pour avoir le numéro de la racine qui naît à son niveau; en se reportant à notre tableau, nous voyons que 3 fois c'est bien, en réalité, la troisième dorsale qui naît à ce niveau, mais 2 fois c'est la deuxième et 2 fois la quatrième; de plus, dans 3 cas aucune racine ne naît à ce niveau, une apparaît juste au-dessus de l'apophyse, l'autre juste au-dessous. Nous savons que dans cette région aucune différence de forme, de volume ou de direction ne permet de reconnaître les racines les unes des autres. Si nous envisageons maintenant l'apophyse épineuse de la deuxième dorsale, c'est, d'après Chipault, la quatrième racine dorsale qui devrait naître à ce niveau; la loi est exacte dans 5 cas, mais 1 fois c'est la troisième dorsale qui apparaît à ce niveau et 2 fois la cinquième, dans les 2 autres cas enfin il n'y a pas d'émergence radiculaire à la hauteur de l'apophyse et nous apercevons 2 racines comme au niveau de la première vertèbre dorsale. Il paraît donc difficile d'accepter la formule de Chipault malgré toutes les restrictions qu'elle comporte et que nous avons citées plus haut.

Les travaux de Gowers (73), de deux ans antérieurs à ceux de Chipault, donnent des résultats à peu près identiques et l'auteur, précisant un peu plus, donne les rapports qui existent entre les apophyses épineuses et le corps des vertèbres; mais, comme les autres anatomistes, il ne tient pas suffisamment compte des variations individuelles de la hauteur de l'émergence des racines rachidiennes.

Nous allons maintenant envisager une question d'un ordre un peu différent. Fœrster (48), exposant la technique de l'opération qui porte son nom, dit que l'émergence de la première racine sacrée hors du sac dural se trouve juste au niveau de l'apophyse épineuse de la cinquième lombaire : « Une aiguille est enfoncée à 2 centimètres de l'apophyse épineuse susnommée dans l'arc de la cinquième lombaire; l'aiguille reste jusqu'à la fin de l'opération. On attire et on incise la dure-mère dans sa hauteur et on tombe juste sur l'émergence de la première racine sacrée. Partant de là on peut très facilement repérer en descendant la deuxième sacrée, qui, d'une façon constante, est plus petite que la première (nous avons vu ce qu'il faut penser de cette affirmation) et ainsi de suite dans la série des racines. » D'après nos recherches cadavériques, il nous a semblé qu'il était difficile d'attribuer une valeur rigoureusement exacte à ce point de repère. La première racine sacrée ne perfore pas d'une façon constante la dure-mère à la hauteur du bord de la cinquième lombaire. 1 fois sur 10 sujets (sujet IV), après avoir fait sauter l'arc de la cinquième lombaire et avoir dénudé avec soin le bord supérieur et le bord inférieur des vertèbres sus et sous-jacentes (afin de faire disparaître les restes des ligaments jaunes qui masquent en partie le champ), on n'aperçoit aucune émergence radiculaire. La première racine sacrée n'a pu être mise en évidence qu'après ouverture de la dure-mère et dissection complète; elle perfore la dure-mère très bas, à la moitié de la hauteur de l'apophyse articulaire du sacrum et cette perforation est masquée par la partie supérieure de l'arc de la première pièce sacrée qui remonte un tout petit peu plus haut que normalement. Beaucoup plus souvent, après avoir fait sauter l'arc de la cinquième vertèbre lombaire, on aperçoit 2 racines qui perforent la dure-mère; ceci a été trouvé *5 fois sur 10 sujets* et dans les 5 cas, des deux côtés. *Aucune des deux racines ne perfore les méninges juste au niveau de la cinquième lombaire.* Tantôt ce sont la cinquième racine lombaire et la première sacrée, tantôt et beaucoup plus souvent ce sont la première et la deuxième sacrée. Dans un cas il n'y avait pas de confusion possible, la première sacrée perforait à la moitié de la hauteur de l'apophyse épineuse, et la deuxième sacrée, qui normalement perfore la dure-mère dans le canal sacré, tout contre son bord supérieur, la perforait au bord supérieur de ce canal. Dans les 4 autres cas, la confusion était presque fatale. Sur 1 sujet nous avons vu la cinquième lombaire perforer la dure-mère dans l'espace qui sépare la quatrième lombaire de la cinquième et la première sacrée devenir superficielle un peu au-dessous de la moitié de l'arc de la cinquième lombaire. Sur les 3 derniers sujets nous avons vu la première sacrée perforer la dure-mère au-dessus de la cinquième vertèbre lombaire et la deuxième sacrée perforer derrière l'arc de cette même vertèbre, mais assez près de son bord inférieur. En résumé, sur 10 sujets examinés à ce point de vue, nous ne trouvons la description indiquée par Fœrster que 4 fois; dans 1 cas, pas d'émergence de racine dans tout le champ mis à découvert par l'ablation de l'arc de la cinquième lombaire; dans 5 cas, 2 racines émergent dans ce champ, et ni l'une ni l'autre des racines ne répond au point exact indiqué; dans ces 5 cas, 1 fois l'erreur est facile à éviter; elle est fatale dans les 4 autres et c'est uniquement au hasard que l'on peut désigner une des racines comme étant la première sacrée. La confusion est d'autant plus certaine que l'on ne peut rechercher la direction des racines hors de la dure-mère, celle-ci est beaucoup trop rapprochée de l'os, et s'en laisse mal écarter.

Au cours de l'opération de Fœrster, les variations nerveuses ne sont pas les seules causes d'erreur possible, et pour repérer exactement une racine lombo-sacrée donnée, il faut compter aussi sur les variations osseuses, et rien ne peut extérieurement faire prévoir celles-ci. Il peut être difficile de repérer exactement l'arc de la cinquième lombaire; des anomalies de deux sortes peuvent venir troubler les résultats. Ces anomalies portant, en général, sur le sacrum, peuvent être des anomalies numériques par excès ou par défaut ou des anomalies morphologiques (Posth) (132). Les anomalies numériques par défaut sont représentées par les cas où le sacrum est court, abaissé et ne présente que quatre vertèbres; dans ce cas les racines rachidiennes apparaissent hors de la dure-mère, plus haut que normalement si l'on rapporte leur émergence au bord supérieur du canal sacré, et la sixième lombaire apparaissant par défaut de sacralisation est fatalement prise pour la cinquième. Les anomalies numériques par excès sont constituées par la sacralisation de la dernière vertèbre lombaire, et l'erreur est encore fatale si la transformation est complète. Parmi les anomalies morphologiques, celles qui intéressent la partie postérieure du sacrum doivent seules nous retenir. L'arc de la première vertèbre sacrée peut être complètement libre et ne présenter aucune trace de soudure avec les autres pièces sacrées. Nous avons trouvé cette disposition 2 fois sur 10 sujets examinés; de plus, en examinant 95 os sacrés à l'état sec, nous avons trouvé 7 fois cette variété anatomique (ces os n'ont pas été pris au hasard mais dans les collections de l'école pratique, collections destinées aux élèves, ce qui fait que les grosses anomalies en ont été éliminées). L'arc de la première sacrée n'est donc pas soudé sur 8 ou 9 % des sacrums et au cours d'une intervention chirurgicale où la dénudation de la colonne est forcément moins complète que dans une préparation anatomique, il est à peu près impossible de reconnaître rapidement cette anomalie. Ce qui rend la difficulté encore plus grande, c'est que, dans le cas de non-soudure de l'arc de la première sacrée, la vertèbre prend les caractères lombaires, perdant les caractères sacrés; l'arc est beaucoup plus horizontal que sur les vertèbres sacrées, les lames se portent en arrière en dedans et non pas *en bas* en arrière en dedans, il en résulte que l'orifice supérieur du canal sacré n'est pas triangulaire, comme normalement, et visible par la face postérieure, mais qu'il est disposé dans un sens presque horizontal; l'orifice de la deuxième sacrée devient libre et prend alors tous les caractères que présente normalement celui de la première. La non-soudure de l'arc de la première sacrée existe beaucoup plus souvent d'une façon incomplète, il est soudé sur les parties latérales et se trouve libre dans son tiers moyen. Cette disposition est facilement mise en évidence par la dénudation. Quand cette anomalie est unilatérale, elle est très aisée à reconnaître.

La disposition de l'apophyse épineuse de la première sacrée peut également être une cause d'erreur : lorsqu'elle est très développée elle affecte le type des apophyses épineuses lombaires; quand cette disposition, trouvée 1 fois sur 10 sujets et 9 fois sur 95 os secs, existe en même temps qu'une soudure incomplète de l'arc, ce qui est fréquent, elle en impose presque fatalement, et amène à considérer la première sacrée comme dernière lombaire, d'autant plus que, dans les deux tiers des cas où il existe une apophyse épineuse longue, l'arc de la première sacrée même soudé à la seconde affecte le type lombaire vu plus haut.

Il nous a paru que, hors les cas d'anomalie osseuse, il est un moyen de reconnaître les racines sacrées supérieures et, en particulier, de mettre nettement en évidence la deuxième sacrée; sur tous les sujets examinés le procédé a donné un résultat exact, quelle que soit la disposition des nerfs par rapport à la dure-mère, qu'il n'existe pas de perforation dans le champ opératoire, qu'il en existe deux ou qu'il en existe une seule. Il ne faut pas dans les cas douteux essayer de repérer la première racine sacrée avant l'ouverture de la dure-mère; il faut, dès la résection de l'arc de la cinquième vertèbre lombaire et après avoir constaté l'absence de perforation dure-mérienne ou la présence de deux perforations, ouvrir la dure-mère longitudinalement, lorsque le liquide céphalo-rachidien s'est écoulé, on aperçoit les racines accolées les unes aux autres en paquet. Pour les séparer, il suffit le plus souvent de tendre de part et d'autre la dure-mère; si après cette manœuvre les racines ne s'étalent pas sur un même plan transversal, il est aisé de les séparer d'un très léger coup de stylet dirigé de bas en haut. Les racines étalées, on aperçoit le plus souvent deux grosses racines externes et un faisceau de racines internes très grêles. La plus externe des racines se porte d'une façon constante obliquement en bas en dehors, se rapprochant du bord interne de l'apophyse articulaire du sacrum. (L'apophyse articulaire du sacrum est facile à mettre en évidence; rien n'est plus simple que de désarticuler le fragment osseux de la cinquième lombaire qui est articulé avec elle; mais il est absolument inutile de le faire, car, après résection large de l'arc de la cinquième lombaire, on voit presque toujours le bord interne de cette apophyse et dans tous les cas on le sent nettement avec le doigt.) La deuxième grosse racine située en dedans de la première et d'un volume égal au sien descend presque parallèle au bord interne de l'apophyse articulaire du sacrum; rappelons que la racine est fort oblique en bas en dehors, se rapprochant de la verticale et que le bord interne de l'apophyse articulaire est presque vertical. La racine descend plus ou moins près du bord interne de la surface articulaire, quelquefois presque à son contact, quelquefois à 3 ou 4 millimètres en dedans; mais d'une façon constante, pratiquement parallèle à lui.

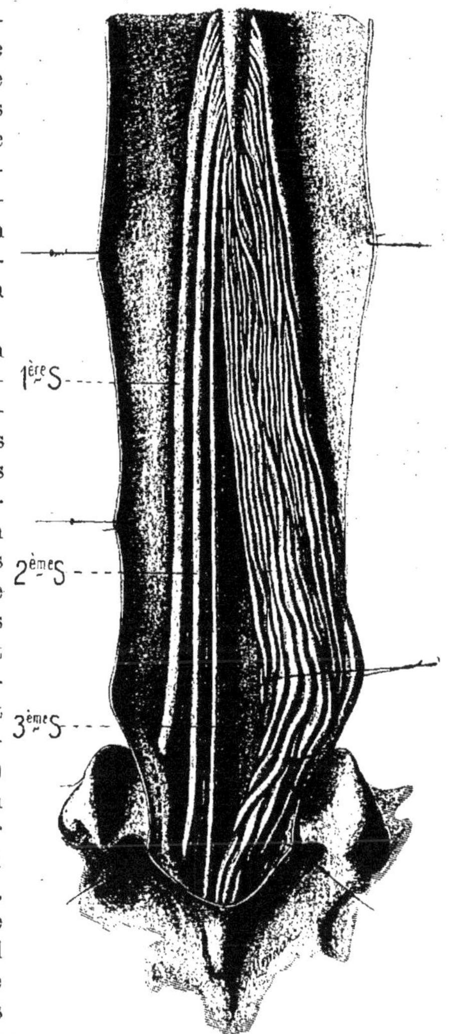

La 1re sacrée s'approche obliquement de l'apophyse articulaire du sacrum; la 2e sacrée est parallèle au bord interne de l'apophyse du sacrum; la 3e sacrée est plus interne, son volume est la moitié de celui de la 2e sacrée.

Cette racine parallèle est la deuxième sacrée; quant aux autres racines situées plus en dedans et presque toujours difficiles à séparer les unes des autres (elles s'enroulent souvent partiellement), elles sont toujours d'un calibre beaucoup moindre; nous avons vu que la troisième sacrée est normalement moitié moins volumineuse que la deuxième et que les dernières sacrées sont filiformes. Il faut insister sur cet enroulement possible des dernières sacrées, car Marion (119) propose, pour se guider dans la région lombo-sacrée, de compter de bas en haut les racines qui naissent sur le cône terminal, racines que l'on a tout de suite sous les yeux. Non seulement il ne faut pas perdre de vue cette disposition presque normale, mais il faut se rappeler les anomalies qui peuvent exister dans cette région, anomalies semblables à celle que rapportent van Gehuchten et Lubouschine (67): sur une moelle les filets radiculaires antérieurs et postérieurs du deuxième et du troisième segment sacré du côté gauche étaient accolés les uns aux autres, sur toute la longueur du trajet intra-dure-mérien. Les racines traversaient au même endroit la dure-mère, et c'est seulement en dehors de celle-ci qu'elles se séparaient l'une de l'autre et présentaient leur ganglion spinal; de telle sorte que, de ce côté de la moelle, il était impossible de séparer les deuxième et troisième sacrées.

Deux autres points de repère sont indiqués par Fœrster. « L'apophyse épineuse de la cinquième dorsale correspond à l'émergence de la sixième racine dorsale. » — « La huitième cervicale sort du sac dural à la hauteur de l'apophyse épineuse de la vertèbre proéminente. » Nous avons vu qu'il ne fallait pas se fier à ce repère de la vertèbre proéminente. Pour ce qui est de l'émergence de la sixième racine dorsale au niveau de l'apophyse épineuse de la cinquième vertèbre, le point de repère nous a paru un peu plus constant que celui de la première sacrée, mais cependant il est bien variable et bien trompeur. Nous avons souvent encore rencontré deux racines perforant la dure-mère au niveau de l'apophyse épineuse de la cinquième dorsale, et les racines que l'on voyait dans cette région étaient tantôt la sixième et la septième, mais plus souvent la cinquième et la sixième. Mais ici le point de repère, *une fois la vertèbre bien déterminée,* est peut-être plus utile qu'à la région lombaire inférieure, car il est possible de suivre un court instant la racine hors du sac dural, vers le trou de conjugaison.

DEUXIÈME PARTIE

LA RADICOTOMIE POSTÉRIEURE

La longue étude anatomique qui constitue la première partie de ce travail ne présente pas un intérêt purement spéculatif. Notre idée première avait été de vérifier seulement les points de repère chirurgicaux des racines, et d'essayer de trouver une formule plus précise que celle dont on se sert depuis Chipault. L'étude anatomique de la région nous a montré rapidement qu'il y avait plus à faire; en effet les points de repère classiques sont insuffisants ou faux; les exposés anatomiques que l'on trouve dans tous les traités sont très superficiels, et il est impossible que le chirurgien se fie uniquement à eux pour mener à bonne fin une intervention.

La radicotomie postérieure n'est pratiquée que depuis peu d'années. Le premier cas semble remonter à 1889; mais ce n'est guère que depuis 1909 que l'on a recours à cette opération d'une façon relativement fréquente, tout au moins à l'étranger. Les cas publiés en France sont encore fort peu nombreux; ils ne sont du reste pour la grande majorité pas très heureux; par contre, les cas publiés à l'étranger et notamment en Allemagne sont fort nombreux, et les résultats paraissent excellents. En dépouillant les comptes rendus opératoires des observations allemandes, il semble que l'opération soit d'une grande simplicité, qu'il existe des repères nets et précis, qu'aucun incident ne puisse survenir au cours de l'intervention, et ce n'est que tout à fait par hasard qu'il y a une issue fatale. Nous avons personnellement suivi de près un certain nombre de malades; nous avons demandé aux chirurgiens qui les avaient opérés quelles difficultés ils avaient rencontrées, et c'est en nous basant sur l'anatomie que nous essaierons d'expliquer les incidents si nombreux qui peuvent survenir au cours de la radicotomie postérieure, incidents qui peuvent fausser entièrement le résultat de l'intervention. Avant de parler de la technique proprement dite, nous exposerons rapidement les différents procédés qui ont été proposés et appliqués; nous verrons ensuite comment les diverses méthodes ne peuvent être employées indifféremment dans toutes les régions, et, nous basant sur les statistiques publiées jusqu'à ce jour, et surtout sur l'anatomie, nous essaierons de discuter la valeur des procédés applicables dans chaque région.

EXPOSÉ DES PROCÉDÉS DE RADICOTOMIE POSTÉRIEURE

La radicotomie postérieure a été pratiquée pour des causes très diverses; elle se fait donc en des points très variés, tantôt à la région cervicale inférieure, tantôt à la région dorsale, à la région dorso-lombaire ou à la région lombo-sacrée; de nombreux procédés ont été proposés, et nous verrons plus loin qu'ils ne sont pas également applicables aux diverses régions.

Les premières interventions qui furent faites semblent être celles de Abbe (1888-1889), de Bennet (1888), de Chipault et Demoulin (1894), de J. L. Faure (1897), de Horsley (1898); dans tous ces cas, l'opération fut faite pour des névralgies rebelles. Dans aucune de ces interventions, la technique n'est nettement précisée, et c'est sans essayer de déterminer exactement les racines que les chirurgiens les sectionnèrent. Jusqu'en 1908, on ne publia que des cas isolés; à cette date un important travail de Fœrster attira l'attention sur la radicotomie postérieure dans le cas de paralysie spasmodique. C'est en se basant sur des données physiologiques que Fœrster règle exactement l'opération. En effet, suivant le groupe musculaire qui est atteint de contracture, les racines à sectionner sont différentes; il devient donc de toute importance de repérer exactement les racines. Dans une autre application de la méthode, le traitement des crises gastriques du tabes, il est également important de repérer exactement les branches nerveuses, bien que les filets sympathiques gastriques ne passent pas, d'après Fœrster, dans des racines aussi bien déterminées que le disent les auteurs. Fœrster pense, en effet, et il se base sur les résultats opératoires, que le territoire des filets sympathiques de l'estomac est très étendu et n'est pas limité aux sixième, septième, huitième et neuvième racines dorsales postérieures, comme il ressort des travaux de Head, de L. R. Muller et de Neumann.

Opération de Fœrster.

a) Région lombo-sacrée.

D'après les travaux de Fœrster, Tietze et Kuttner fixèrent la technique de l'intervention; les différences que l'on relève dans le mode opératoire de ces deux chirurgiens sont absolument minimes. Tietze, qui opéra le premier malade de Fœrster, a exposé la technique qu'il a adoptée pour la radicotomie postérieure dans la région lombo-sacrée, c'est-à-dire pour les cas de maladie de Little ou de toute autre paraplégie spasmodique.

Nous ne parlerons pas ici des soins pré-opératoires. Le malade est placé dans le décubitus latéral gauche, de telle sorte que la région sur laquelle on opère soit saillante et plus élevée que le reste du tronc; ceci dans l'intention de diminuer autant que possible l'hémorragie veineuse et l'écoulement à l'extérieur du liquide céphalo-rachidien. L'incision est médiane sur la ligne des apophyses épineuses et va en profondeur jusqu'à ces apophyses. Il faut avoir du jour pour reconnaître facilement les racines; l'incision sera donc longue et sera menée depuis la onzième apophyse épineuse dorsale jusqu'à l'union du tiers supérieur et du tiers moyen du sacrum; une légère compression arrête l'hémorragie. Une incision profonde est faite, avec un fort bistouri, de chaque côté des épines dans toute la longueur de la plaie; une compression rapide avec une grande compresse introduite dans la plaie arrête l'hémorragie. Tandis que les aides écartent les muscles avec de fortes pinces, l'opérateur rugine rapidement la face postérieure des lames vertébrales et les met à nu jusqu'aux apophyses articulaires. Il faut, pendant ce temps, faire à une ou plusieurs reprises de la compression pour arrêter l'hémorragie. Afin de repérer les racines dans la profondeur, un clou est enfoncé dans le cinquième arc lombaire; c'est à ce niveau que la première sacrée perfore la dure-mère. Les apophyses épineuses sont enlevées avec leur base au moyen d'un ciseau à os coudé en genou; nouveau tamponnement. Chez les enfants, il arrive qu'on fasse sauter en même temps des fragments d'arc, ce qui facilite ultérieurement l'opération. En général, il faut enlever les arcs séparément, soit à la pince coupante, soit au rachitome. Tietze recommande d'enlever les apophyses articulaires en même temps que les arcs, mais, dit-il, on n'y arrive pas toujours; il faut de plus ouvrir la partie supérieure du canal sacré. Ce temps opératoire est pénible, les os sont faciles à enlever chez les enfants, ils sont quelquefois très difficiles à couper chez l'adulte. La lordose lombaire normale est souvent exagérée chez les malades et rend l'opération difficile. Les ligaments jaunes étant enlevés, les plexus veineux réclinés, on aperçoit la dure-mère mise à nu au fond du champ opératoire. Tietze s'arrête à ce moment, laissant le clou en place, il tamponne légèrement avec de la gaze et suture les muscles et la peau par-dessus; prenant un soin tout particulier de la peau pour éviter toute infection secondaire, il la recouvre de pommade à l'oxyde de zinc stérilisée.

Le deuxième temps n'est fait que quelques jours après, souvent même Tietze laisse s'écouler une semaine. La plaie est ouverte et les lèvres en sont écartées. La dure-mère est incisée sur la ligne médiane, et les bords dure-mériens sont repérés par des fils qui permettent l'écartement. La première racine sacrée quitte le sac dural au niveau de l'apophyse épineuse de la cinquième lombaire, on s'oriente à partir d'elle; les lèvres dure-mériennes étant écartées, on repousse en dedans les nerfs de la queue de cheval et on cherche latéralement les orifices de sortie. Au niveau de l'orifice de sortie, la racine antérieure et la racine postérieure se réunissent en un cordon plat qu'on charge attentivement sur un crochet à strabisme, en évitant toute pression. Le nerf est soulevé et les tractus arachnoïdiens que l'on entraîne avec lui sont dilacérés avec un instrument mousse; un espace très facilement appréciable apparaît entre la racine antérieure et la racine postérieure; cet espace est si net qu'on ne peut se tromper. La racine postérieure est située plus latéralement que la racine antérieure; on la sépare avec un autre crochet mousse. On coupe la racine postérieure. La dure-mère est suturée à la soie fine, les muscles au catgut, et on draine entre la dure-mère et le plan musculaire. Pendant les premiers jours, il y a un écoulement abondant du liquide et le pansement doit être changé souvent.

Küttner opère d'une façon absolument identique, il n'y a que quelques variations de détail à relever. Il préfère réséquer l'os à la pince de Luer pour éviter les blessures dure-mériennes, et, au lieu d'enfoncer un clou dans l'arc de la cinquième lombaire, il passe un fil de soie dans les masses musculaires à la hauteur de l'apophyse épineuse de la cinquième lombaire, le fil placé lors du premier temps est facilement retrouvé quand on ouvre à nouveau la plaie.

b) Région dorsale.

S'il s'agit d'opérations faites dans la région dorsale, s'il s'agit notamment du traitement des crises gastriques du tabes, la technique suivie par ces auteurs est identiquement la même; ils se basent sur le point de repère indiqué par Fœrster : « La huitième racine cervicale perfore la dure-mère au niveau de l'apophyse épineuse de la vertèbre proéminente. » L'intervention est plus facile dans cette région, la courbure normale de la colonne vertébrale rendant le plan osseux plus superficiel et les masses musculaires étant beaucoup moins épaisses et plus faciles à récliner.

Opération de Guleke.

En présence de la gravité de l'opération de Fœrster, de nombreux chirurgiens ont cherché une modification amenant une diminution du traumatisme et permettant d'éviter un certain nombre de complications.

Guleke a proposé et a effectué la résection extra-durale des racines rachidiennes postérieures; il évite ainsi l'échappement du liquide céphalo-rachidien et le collapsus qui le suit, il se met à l'abri de l'infection secondaire. Si l'application du procédé est un peu plus longue que celle du procédé de Fœrster, la très légère perte de temps, un quart d'heure environ, est largement compensée par les grands avantages signalés plus haut. Après résection des arcs vertébraux, Guleke saisit la dure-mère sur la ligne médiane avec une pince, il attire le sac dural du côté droit et arrive ainsi facilement à l'orifice de sortie durale des racines gauches; d'un coup de sonde cannelée il libère le canal méningé qui accompagne la racine. On suit ainsi cette dernière facilement jusqu'au ganglion spinal, point où l'on voit se réunir les gaines durales des racines antérieures et postérieures. La racine postérieure est complètement libre à l'intérieur de sa gaine, elle se laisse facilement décortiquer, et de plus il est très aisé de séparer la gaine de la racine antérieure de celle de la racine postérieure; il suffit d'insinuer entre les deux un crochet à strabisme. Avec de petits ciseaux on ouvre la gaine sur une longueur de quelques millimètres, et il est simple de dénuder la racine avec un stylet fin; on l'attire au dehors sur une longueur de 1 centimètre et on la coupe à sa base. La racine se rétracte, vers le sac dural; on met une ligature fine à la base de la gaine et on résèque ensuite son segment périphérique. Si, comme cela est arrivé à Guleke, la section de la gaine est faite trop près de la dure-mère, on ne peut placer de ligature; il suffit alors de faire une petite suture. Guleke a très rapidement apporté une modification à sa technique; après quelques interventions, il cesse de fermer l'ouverture de la gaine durale à sa base. Il n'a en effet jamais constaté d'écoulement de liquide céphalo-rachidien et il a pu s'assurer que l'ouverture durale se place immédiatement au contact de la paroi osseuse du canal rachidien et du tissu adipeux épidural.

Opération de Van Gehuchten.

Au niveau de la région lombaire, pour la résection des nerfs de la queue de cheval, une autre modification a été proposée; mais il s'agit ici d'une opération intra-durale, les opérations extra-durales telles que celle de Guleke n'étant pas applicables dans la région lombo-sacrée. Il semble que ce soit Codivilla qui ait le premier étudié cette opération en juillet 1910. Codivilla propose de sectionner non plus les racines postérieures proprement dites, mais les fibres radiculaires au niveau de l'émergence médullaire; le champ opératoire sera situé plus haut, il n'occupera plus la région lombo-sacrée, mais la région dorso-lombaire; il sera donc situé plus loin des territoires où se produisent généralement les eschares. La laminectomie n'a pas besoin d'être aussi étendue, la résection des arcs des onzième et douzième dorsales, première et deuxième lombaires suffit, bien que les arcs soient à ce niveau moins hauts que dans la région inférieure; de plus, les os sont plus superficiels, il n'y a pas de lordose et les masses musculaires sont moins épaisses; le traumatisme sera donc moins grand et l'hémorragie moins abondante.

Van Gehuchten, ignorant les recherches de Codivilla, a proposé la même intervention en décembre 1910; il a fait opérer plusieurs malades par ce procédé. Van Gehuchten, se basant sur la physiologie et sur la topographie intra-médullaire des fibres des racines postérieures, arrive à cette conclusion qu'il est suffisant de sectionner un certain nombre de filets radiculaires de chaque racine. Au point de vue de la technique, van Gehuchten a fait opérer moins largement que Codivilla. D'après lui, la résection des trois arcs suffit, les deux dernières dorsales et la première lombaire; de plus il n'est pas nécessaire de faire une brèche aussi large que dans l'opération de Fœrster. Dès que la dure-mère est incisée et que la mince membrane arachnoïdienne a été enlevée, sur la partie de la moelle mise à nu, la section des filets radiculaires postérieurs peut se faire sans difficulté aucune.

Delrez, ignorant également les travaux de Codivilla et van Gehuchten, a appliqué en mai 1911 le même procédé; la seule modification qu'il a apportée à l'opération consiste en ce qu'il essaie de déterminer à quelles racines appartiennent les filets radiculaires qu'il a sectionnés.

Wilms essaie également de savoir quels filets il coupe en repérant d'abord le douzième nerf dorsal.

POSSIBILITÉ DE L'APPLICATION DES DIFFÉRENTS PROCÉDÉS

La radicotomie postérieure a été effectuée dans toutes les régions, et on a publié des cas d'opérations de Fœrster faites aussi bien à la région cervicale et à la région dorsale qu'à la région lombo-sacrée. Par contre, les diverses modifications proposées dans le but de simplifier et de diminuer la gravité de l'opération ne sont pas toutes applicables également dans les diverses régions.

Le procédé de résection des filets radiculaires de Codivilla-van Gehuchten n'a été appliqué que dans le cas de paraplégie, et il ne présente d'intérêt que pour la section des racines lombo-sacrées. En effet, comme l'opération de Fœrster, il nécessite l'ouverture de la dure-mère, et il n'empêche pas l'écoulement du liquide céphalo-rachidien; son seul avantage est de diminuer la gravité du traumatisme et de nécessiter une brèche infiniment moindre, et en hauteur et en largeur. Dans la région dorsale la largeur de la brèche osseuse ne présente qu'un faible intérêt, les conditions dans lesquelles on pratique cette brèche étant toutes différentes de celles que l'on trouve dans la région lombo-sacrée (épaisseur moindre de la couche musculaire, disposition tout autre de cette couche et irrigation différente des muscles). Quant à la longueur de la brèche, il ne peut être question de la diminuer au niveau des vertèbres dorsales, car il n'en est pas ici comme à la hauteur du cône médullaire, où les filets radiculaires sont tassés les uns contre les autres; les racines dorsales sont au contraire écartées les unes des autres, et les filets radiculaires d'une même racine sont séparés par des espaces souvent très appréciables. Enfin non seulement le procédé de section des filets radiculaires ne présente aucun avantage dans la région dorsale, mais encore il présente une infériorité très nette sur l'opération de Fœrster. En effet, toute opération portant sur les filets radiculaires ne peut consister qu'en une simple section, alors qu'une véritable radicotomie postérieure peut permettre la résection d'une certaine longueur du nerf. La régénération nerveuse est rapide après simple section, et nous avons trouvé qu'un certain nombre de cas d'insuccès opératoires dus à cette cause étaient signalés dans les observations que nous avons dépouillées.

Le procédé de section et de résection extra-dure-mérien de Guleke n'est par contre applicable que dans la région cervicale et dans la région dorsale, et ceci pour des raisons anatomiques que nous avons déjà signalées dans la première partie de ce travail. Dans la région lombaire, en effet, il est à peu près impossible d'écarter la dure-mère de l'os, l'espace épidural est très étroit et quelque largement que soit faite la résection osseuse, on ne peut suivre la gaine durale de la racine rachidienne postérieure que sur une longueur de 1 millimètre ou 2; sur aucun des sujets que nous avons examinés, nous n'avons pu récliner la dure-mère comme Guleke conseille de le faire dans la région dorsale. Bien plus, si l'on descend à la partie tout inférieure de la région et à la partie supérieure du canal sacré, il devient absolument impossible d'écarter si légèrement que ce soit la dure-mère de l'os.

En résumé, nous voyons que la technique de Fœrster est applicable sur toute la hauteur du névraxe, mais que les autres procédés doivent être réservés à des territoires bien définis, des conditions anatomiques très précises s'opposant à leur application en certaines régions.

CHOIX D'UN PROCÉDÉ

Lorsque la radicotomie postérieure a été décidée, le chirurgien a, comme nous venons de le voir, le choix entre divers procédés.

a) Région dorsale.

A la région dorsale on peut hésiter entre le procédé de Fœrster et le procédé de Guleke. En faveur du procédé de Fœrster, on peut invoquer le plus grand jour que donne l'ouverture de la dure-mère, la plus grande facilité pour le chirurgien de reconnaître les racines les unes des autres, la plus grande facilité pour éviter de léser les artères. Ces différents avantages ne sont en réalité qu'illusoires. Le plus grand jour est en effet absolument inutile, l'opération de Guleke donne un espace bien assez grand. La reconnaissance des racines postérieures n'est pas plus aisée, la dure-mère une fois ouverte, que dans l'opération extra-durale; il est en effet impossible, comme nous l'avons vu, de se fier d'une façon absolue aux repères extérieurs pour avoir un repérage exact, il faudrait faire remonter la brèche osseuse et l'incision dure-mérienne très haut jusqu'à la première racine dorsale postérieure. Celle-ci en effet est, d'une façon constante, très différente des autres racines dorsales, et par sa forme et par ses dimensions. La possibilité de cette recherche ne se pose même pas, les racines que l'on sectionne le plus souvent étant les sixième, septième, huitième et neuvième dorsales. Quant au troisième point que l'on peut envisager comme un avantage de la méthode de Fœrster: la possibilité d'éviter les troncs artériels cheminant, soit au contact des racines postérieures, soit libres entre elles, c'est encore une illusion, car, dans les observations publiées, très peu de chirurgiens ont pu isoler l'artère satellite de la racine, et un certain nombre ont sectionné des artères isolées, les prenant soit pour une racine, soit pour un simple tractus arachnoïdien. La section de ces artères a cependant une grande importance: nous ne parlons pas ici de la gêne immédiate que l'hémorragie entraîne, mais nous considérons les conséquences ultérieures. Fœrster insiste sur l'importance des troubles de la nutrition médullaire qui peuvent succéder à la blessure d'une artère, cette blessure pouvant entraîner des paralysies tout comme la compression, faits longuement étudiés par Tanon dans sa thèse, et dont Heile rapporte un beau cas. Ayant fait pour crises gastriques du tabes une section des quatre racines dorsales inférieures, il eut une paralysie transversale de la moelle à partir de la hauteur où portait l'intervention; le malade mourut de cachexie cinq mois après, et l'examen histologique révéla une myélite par troubles de la vascularisation.

A côté de ces prétendus avantages, l'opération de Foerster à la région dorsale présente de nombreux inconvénients. Tout d'abord il faut tenir compte des incidents ou des accidents qui peuvent survenir au cours de l'opération et qui peuvent être causes de graves complications : tiraillement et traumatisme de la moelle, difficulté de distinguer dans le canal médullaire les racines postérieures les unes des autres et les racines postérieures des racines antérieures, écoulement du liquide céphalo-rachidien, au moment de l'opération, et fistules secondaires, hémorragies intra-dure-mériennes.

Quant à la reconnaissance et à l'isolement des racines, c'est un des temps de l'opération dont la difficulté est extrême.

De nombreux comptes rendus opératoires ne relatent, il est vrai, aucune difficulté à ce moment, mais il est peut-être prudent de ne tenir compte que des choses écrites, et de négliger les sous-entendus.

Plusieurs cas doivent être envisagés: dans certains cas il est difficile de reconnaître les racines postérieures entre elles; dans d'autres cas, la confusion a été faite entre les racines antérieures et les racines postérieures; enfin il est des cas où des formations toutes différentes ont été prises pour des racines postérieures.

De nombreux auteurs étrangers signalent dans leurs observations que les racines postérieures ont été sectionnées de tel numéro à tel numéro; ils ne manifestent aucune hésitation; ils se basent sur les repères osseux, et, en particulier, sur celui indiqué par Fœrster : « La huitième cervicale perfore la dure-mère à la hauteur de l'apophyse de la vertèbre proéminente. » Par contre, d'autres auteurs sont moins affirmatifs; Chipault et Demoulin signalent qu'on voit les racines postérieures, après écoulement du liquide céphalo-rachidien, enchevêtrées dans les mailles affaissées du tissu arachnoïdien, comme dans une toile d'araignée, et qu'il faut, à l'aide de deux pinces à griffes, les débarrasser de ces mailles depuis leur origine à la moelle jusqu'à leur accolement à la racine antérieure.

Zinn, une fois la dure-mère ouverte, fut gêné par des adhérences de l'arachnoïde, qui rendirent difficile la reconnaissance des nerfs; il oublia de réséquer plusieurs filets, ce qui amena une récidive. Il en fut de même pour Mainzer. Dans un cas, Tietze fut encore gêné par la disposition des racines; il résèque de la septième à la dixième, mais à gauche il ne peut arriver que partiellement à son but, car les racines sont d'abord soudées à la moelle, puis pliées dans leur trajet par des adhérences avec la dure-mère.

Il existe des cas où une formation quelconque peut être prise pour une racine postérieure, et sectionnée comme telle. Anselme Schwartz croyait avoir sectionné les racines du côté gauche dans la continuité, en réalité la huitième, la dixième et la onzième seules étaient sectionnées, comme nous avons pu le constater à l'autopsie; la neuvième était intacte et un gros tractus conjonctif contenant une artère avait été sectionné à sa place, entraînant du reste une assez forte hémorragie; il siégeait un peu au-dessus de la racine.

Leriche et Cotte se sont trouvés en présence d'une autre difficulté et firent une erreur sans que tout d'abord rien ne vînt les avertir : « Une méningite intense masque la moelle qui est couverte d'exsudats blanchâtres et de brides vélamenteuses nacrées. Il est malaisé de reconnaître les racines postérieures. Nous cherchons tout d'abord la septième gauche, nous isolons un petit cordon qui nous semble plonger dans la moelle près de la ligne médiane, et nous le coupons sans noter de phénomènes particuliers. Nous cherchons alors la huitième racine gauche; plus aisément, avec un crochet à strabisme, nous isolons un cordon qui va de la dure-mère à la moelle et qui ressemble absolument à celui que nous venons de couper; nous le dénudons de quelques fins vaisseaux qui courent parallèlement à lui, puis il est coupé et réséqué. A notre surprise, la respiration s'arrête net, se suspend quelques secondes, tandis que le pouls s'affole, puis tout reprend un rythme normal. Des phénomènes identiques se répètent dès lors à la section de chaque racine. » Leriche et Cotte examinent de nouveau avec soin la région et constatent que leur première section n'a intéressé qu'une bride arachnoïdienne. Les troubles de la respiration et de la circulation signalés par Leriche et Cotte au moment de la section des racines ne sont pas des faits isolés.

Bennet observa l'arrêt du pouls, qui ne reprit que par l'application d'une éponge chaude sur la moelle; Bruns et Sauerbruch virent plusieurs fois le pouls s'arrêter; dans deux cas de Hey-Groves la tension artérielle tomba pendant l'opération, une fois de 108 à 102, l'autre fois de 140 à 128. Chez deux adultes opérés par Gottstein il y eut une tachycardie très accentuée. Ces accidents sont si fréquents que certains auteurs (Abbe, Enderlen) signalent leur absence. Pauchet, comparant ces accidents à ceux qui se produisent dans la désarticulation de l'épaule et de la hanche, conseille, sans avoir opéré, d'injecter dans les racines rachidiennes postérieures une solution de novocaïne.

La confusion entre les racines postérieures et les racines antérieures ne *devrait* pas être possible, si la description classique était exacte. D'après cette description, en effet, dans la région dorsale, le ligament dentelé est toujours appréciable à la vue et il sépare les racines antérieures des racines postérieures. En réalité nous avons vu plus haut comment il faut comprendre la constitution anatomique du ligament dentelé, et il est évident que maintes fois les opérateurs n'ont pu le trouver et que rien ne séparait les racines antérieures des postérieures.

Si Küttner affirme que la distinction est toujours facile grâce au ligament, Tietze est plus réservé; il trouve que, dans la région cervicale et dorsale, la reconnaissance est plus facile que dans la région lombaire; il ajoute que cependant on fait bien de s'exercer sur le cadavre; d'ailleurs Tietze fut gêné dans un cas par une hémorragie assez abondante, et une paralysie flasque survenue après l'opération lui laisse penser qu'il sectionna des racines antérieures. Enfin Enderlen, dans un compte rendu opératoire, dit nettement : « Le ligament dentelé ne se voit pas entre les racines antérieures et les racines postérieures, il est difficile d'isoler les racines motrices des sensitives. » Il semble que MM. Tuffier et Labey aient eu les plus grandes difficultés à reconnaître les deux sortes de racines.

Quant au malade opéré par M. Anselme Schwartz, nous avons fait nous-même son autopsie et nous avons trouvé que, du côté droit, la neuvième racine antérieure avait été sectionnée en même temps que la racine postérieure, et cependant le ligament dentelé était relativement net à droite, alors que du côté gauche il était à peine visible.

D'autres reproches très sérieux peuvent être faits à l'opération de Fœrster et tendent à faire choisir l'opération de Guleke. Dans les interventions intra-dure-mériennes il faut tenir compte de l'écoulement du liquide céphalo-rachidien. Il est vrai que dans de nombreuses observations aucun accident n'est signalé; il en est de même dans les opérations pratiquées pour tumeur de la moelle. De nombreux chirurgiens ont opéré à l'intérieur des méninges sans avoir le moindre ennui; cependant il faut considérer les accidents survenus et remarquer qu'ils ne peuvent se produire dans l'opération extra-durale. Deux accidents sont à craindre : l'écoulement trop brusque et trop abondant du liquide céphalo-rachidien, la formation secondaire d'une fistule. L'écoulement abondant de liquide céphalo-rachidien est signalé dans presque toutes les observations; c'est à peine si quelques auteurs sont muets à ce sujet, et si quelques autres signalent le faible écoulement du liquide; c'est ainsi que Küttner rapporte que, dans ses opérations, l'écoulement de liquide est insignifiant, et que Brenner puis Lerat disent que le liquide s'échappe sous pression moyenne et en petite quantité. Mais presque partout nous voyons rapporté que toutes les précautions prises, et notamment l'élévation de la région sur laquelle porte l'opération, n'empêchent pas l'écoulement en grande quantité. Bennet, Chipault et Demoulin, Tietze, Moskowicz, Mainzer, Lambret, Schwartz, Leriche, Poussep, sont unanimes sur ce point. Leriche précise même le mode d'écoulement : « L'écoulement d'abord considérable n'est pas ralenti par le tamponnement, puis le liquide ne coule plus qu'à l'expiration, puis il cesse complètement. » Des accidents graves peuvent survenir de ce fait, et nous relevons dans les statistiques plusieurs cas de mort dus à l'écoulement total du liquide; il semble que les malades meurent dans le collapsus avec une élévation de température très marquée quelques heures avant la mort, élévation de température due à la congestion des centres nerveux. Nous relevons ainsi les cas de Bennet, Chipault et Demoulin, Vignard de Lyon, certains se rapportant du reste à des opérations pratiquées plus bas que la région dorsale. A l'autopsie de ces cas on trouve des caillots dans l'espace arachnoïdien et des foyers hémorragiques attribués à la disparition du liquide. Des cas semblables ont été relevés après des opérations pour tumeur de la moelle. Sans avoir de mort, il semble que Tietze ait eu des ennuis opératoires: « En général lorsque la dure-mère est ouverte et que le liquide s'échappe en abondance, cela est désagréable, et les malades tombent facilement dans le collapsus; il faut se demander s'il ne vaut pas mieux ponctionner la dure-mère quand on opère en un temps. » Becker attribuerait à la disparition du liquide l'apparition de certains accidents, la paraplégie par exemple, qui se montre quelquefois après une intervention sur la région dorsale. Nous verrons plus loin que cette paraplégie semble relever plutôt d'une autre cause, et que c'est probablement à juste titre que l'hémorragie intra-durale a été signalée dans son étiologie.

Quelques chirurgiens ont essayé de lutter autrement que par l'élévation du champ opératoire, contre cet écoulement; nous voyons que Mainzer et Delrez ont essayé du tamponnement, Mainzer introduisant un tampon entre la dure-mère et le canal rachidien, Delrez appliquant un tampon de gaze aseptique à l'angle supérieur de la plaie. Becker rappelle, sans l'avoir appliquée, la méthode de Sick qui place une ligature sur le sac dural au-dessus et au-dessous du champ opératoire, les ligatures étant enlevées après suture de la dure-mère.

La persistance de l'écoulement du liquide céphalo-rachidien après l'opération, amenant la formation d'une fistule, doit également être prise en considération; sans s'attacher au résultat de Bennet qui ne sutura pas la dure-mère et obtint une fistule donnant abondamment, et au résultat de Tietze qui ne put suturer la dure-mère déchirée, il faut remarquer que la formation d'une fistule est souvent signalée; il ne semble pas qu'il faille toujours incriminer une faute de technique, mais il paraît en tout cas que la moindre faiblesse de la suture suffit à entraîner cet accident. Nous relevons de nombreux cas où les fistules ont duré plus d'un mois et notamment Tietze signale cette durée de l'écoulement.

Une hémorragie intra-dure-mérienne peut venir compliquer l'opération de Fœrster; elle est due, le plus souvent, mais pas toujours, à la section d'une des artères rachidiennes ou à la section d'une de ces artères qui abordent isolément la moelle. Indépendamment des complications éloignées que peut entraîner la section d'une artère et que nous avons signalées, l'hémorragie en elle-même peut gêner considérablement dans la reconnaissance des racines. Schwartz signale que la section des racines saigne abondamment et que, pendant toute l'opération, il faut éponger pour reconnaître les racines; le même fait est signalé plusieurs fois.

C'est à l'hémorragie intra-durale que certains auteurs attribuent l'apparition de la paraplégie, et notamment Fœrster donne une grande importance à ce facteur dans le cas d'opération sur la région dorsale; les cas de paraplégie consécutifs aux interventions pour crises gastriques ne sont pas exceptionnels et, sur quarante-neuf observations, nous relevons les cas de Becker et Henlé, de Nonne, de Bierens de Haan, et le cas de monoplégie de Labey; citons de plus un cinquième cas, celui de Heilé, où la paraplégie semble due à une section artérielle.

L'apparition de douleurs persistant un certain temps est également souvent signalée, et cette complication dépend de la même cause. Fœrster insiste de même sur l'hémorragie intra-durale à propos de l'apparition de troubles urinaires et de la cystite secondaire.

Contre l'opération de Fœrster nous ne voulons pas relever ici les complications provenant de l'infection, mais cependant il faut insister sur ce fait que toute complication infectieuse a des conséquences beaucoup plus graves que dans l'opération extra-durale; dans ce dernier cas on signale quelques cas de collections sous-musculaires; dans l'opération de Fœrster c'est la méningite qui apparaît.

Dans les quarante-neuf observations de tabes que nous avons recueillies, nous trouvons six fois la mort par méningite post-opératoire, et dans certains cas la cause de la mort n'est pas nettement précisée. Il paraît évident, du reste, que l'asepsie la plus rigoureuse est d'une nécessité absolue, le milieu s'infectant avec la plus grande facilité.

Nous avons essayé de mettre en évidence toutes les critiques que l'on peut faire à l'opération intra-dure-mérienne; nous devons maintenant nous demander en quoi l'opération de Guleke lui est préférable, et si cette opération n'expose pas également à de graves complications et à des accidents sérieux.

L'opération de Guleke présente un certain nombre d'avantages, qu'il est aisé de saisir tout de suite; il n'y a pas de perte de liquide, et nous avons vu les graves complications qui peuvent accompagner cet accident; secondairement l'épanchement dans les masses musculaires et les fistules ne sont pas à craindre, et c'est là une condition qui diminue les chances d'infection dans les jours qui suivent l'opération. Au moment même de l'opération, l'infection est moins à craindre, et l'hémorragie intra-méningée n'est pas à redouter. Mais à côté de ces avantages il en existe d'autres, ceux-ci d'ordre purement anatomique; étant donné que l'orientation est aussi difficile dans l'opération extra-durale que dans l'opération intra-durale, le chirurgien n'est cependant pas ici exposé à couper sans s'en apercevoir des racines aberrantes flottant dans le liquide, comme le fait s'est produit avec Tietze. De plus, la disposition des anastomoses intra-méningées entre les racines n'est plus à considérer et, en sectionnant une racine hors de la dure-mère, on est toujours sûr de la sectionner entièrement, peu importe que dans la région para-médullaire, la racine ait été réunie en un seul tronc ou qu'elle se soit divisée, une partie allant à la racine sus ou sous-jacente. Reste maintenant à étudier la question des artères radiculaires; peut-on les respecter au cours del'opération de Guleke? Si l'artère, ce qui est rare, comme nous l'avons vu au chapitre anatomique, pénètre par le même orifice que la racine, il est aussi difficile de la voir et de l'isoler que dans le cas d'opération de Fœrster; mais si, comme cela est plus fréquent, l'artère pénètre par un orifice spécial situé 2 ou 3 millimètres au-dessus de l'orifice radiculaire, il est assez facile de la voir et de la respecter; il est vrai que, sur le vivant, les veines des plexus intra-rachidiens sont gorgées de sang et qu'elles masquent en partie la très fine artériole.

D'après cette énumération il ne faut pas croire que la radicotomie postérieure extra-durale ne présente que des avantages et que ce soit là une opération facile; plusieurs accidents peuvent survenir et des variations anatomiques peuvent gêner la technique. Il semble que la plus grande gêne opératoire soit causée par l'hémorragie; Poussep qui a étudié la technique de l'intervention, insiste sur sa plus grande longueur, et sur la très forte hémorragie; il est évident que les plexus veineux sont très développés à ce niveau et qu'il est impossible, vu les anastomoses passant au-dessus et au-dessous des racines, d'arriver à les récliner; fatalement il y aura du sang en assez grande quantité, mais le tamponnement est facile à ce niveau. Quant aux variations anatomiques, il en est une qui peut rendre l'opération à peu près impossible : deux racines peuvent sortir par le même orifice dure-mérien et s'engager dans la même gaine méningée; il est impossible alors de savoir en présence de quelle paire rachidienne on se trouve. Mais nous avons vu dans la première partie de ce travail que cette disposition est absolument exceptionnelle; pour notre compte personnel nous ne l'avons jamais rencontrée.

La radicotomie postérieure pratiquée à la région dorsale pour crises gastriques du tabes est, quelle que soit sa variété, une opération grave, les auteurs qui la préconisent et Fœrster lui-même le reconnaissent; quels sont les résultats immédiats? Sur 49 opérations nous relevons 10 cas de mort très rapide, 7 par infection, 1 par schok, 2 par complications urinaires; nous voyons de plus 3 cas de mort assez rapide: 1 survenu un mois après l'opération et 2 cinq mois plus tard par myélite ; il faut noter, de plus, que beaucoup de malades ont été perdus de vue après leur sortie de l'hôpital; nous avons déjà cité 5 cas de paraplégie post-opératoire; dans 3 cas les crises reviennent après avoir disparu quelques semaines; 1 fois (cas de Leriche et Cotte), il fallut avoir recours à une nouvelle intervention et on fit l'élongation du plexus solaire; dans 5 cas les crises sont seulement améliorées. Fœrster cite ces derniers cas, mais il ajoute que les malades ne sont plus dans un état critique, les crises reviennent isolément; elles sont séparées par des espaces plus grands, elles sont moins longues et de moindre intensité; dans 2 cas les crises furent aggravées (Schlessinger, Schaffer); dans 1 cas de Tick les douleurs cessèrent, mais il se manifesta une telle atonie de l'estomac qu'il fallut faire une gastro-entérostomie; enfin, dans 1 cas, des troubles mentaux apparurent après l'opération (Rosenstein). Remarquons, pour terminer, que chez bien peu de malades on arriva à supprimer complètement l'usage de la morphine.

Devant le résultat d'une opération aussi délicate que la radicotomie postérieure, on se demande s'il n'y aurait pas lieu d'étudier de plus près les résultats d'une intervention beaucoup plus bénigne, telle que l'opération de Franke.

Citons enfin l'opinion de Hänel qui croit que souvent une simple laminectomie au niveau du segment dorsal suffit pour diminuer les crises, il s'appuie sur un cas personnel; par contre, Fœrster fait remarquer que Küttner et Tietze ont toujours opéré en deux temps et dans aucune de leurs observations ils n'ont remarqué la moindre modification des crises après la laminectomie. Zinn constate le même fait. D'après Hey-Groves, après le premier temps, les douleurs et les crises ont toujours augmenté.

Aux 49 opérations pratiquées dans la région dorsale, pour crises gastriques du tabes, il faut ajouter 2 cas d'opération dorsale pour névralgies rebelles, un de Chipault et Demoulin, l'autre de Chavannaz; le premier cas fut suivi de mort en trente-six heures, les auteurs accusent la grande perte de liquide.

b) Région cervicale.

Au niveau de la région cervicale, la radicotomie postérieure a été également pratiquée par les deux procédés de Fœrster et de Guleke. Nous avons réuni 26 observations de radicotomie dans cette région. Il semble que l'opération de Fœrster soit plus facile dans cette région, et cela est aisé à comprendre par les données anatomiques. Les racines rachidiennes sont plus volumineuses, plus larges, plus aplaties, très faciles à différencier les unes des autres; de plus, il est impossible de les confondre avec les racines antérieures, car le ligament dentelé existe d'une façon constante à ce niveau, et il est toujours aisé de le voir. Cependant, sans tenir compte du cas de Küttner où la laminectomie ne fut pas assez étendue en hauteur, et où la section de certaines racines fut impossible de par ce fait, sans tenir compte non plus du cas de Tietze où une syncope survint au premier temps et obligea à faire une brèche trop petite, il faut signaler le cas de Knapp où les racines furent incomplètement sectionnées et où il fallut une seconde opération; et également le cas semblable de Hildebrandt; dans ce cas une syncope mortelle se produisit au cours de la seconde opération.

Sur ces 26 opérations à la région cervicale, la technique extra-durale fut appliquée 2 fois : Une fois par ABBE, *dès 1889*, il signale une hémorragie veineuse assez abondante et la seconde fois, tout récemment, le 8 février 1912, par Leriche.

Cette observation montre la possibilité d'appliquer le procédé de Guleke dans des conditions tout à fait mauvaises. Leriche a opéré chez un homme parkinsonnien, dont la contracture était telle que l'espace qui sépare la proéminente de la fossette de la nuque n'excédait pas deux travers de doigt. L'opération ne présenta qu'un seul temps très difficile : la laminectomie.

A la région cervicale, les résultats immédiats de la radicotomie postérieure semblent bien meilleurs que ceux que l'on obtient à la région dorsale; nous ne trouvons, en effet, ici que 2 cas de mort, un (HILDEBRAND) par syncope, l'autre (PLATEAU et DOERR) par issue trop rapide du liquide céphalo-rachidien.

Il faut, de plus, relever un résultat immédiat mauvais : dans un cas de Tietze, une paralysie flasque se montra immédiatement après l'opération et subsista longtemps; cet accident appartient au cas où Tietze, fut obligé d'agrandir la brèche osseuse après ouverture de la dure-mère et où le sang envahit le champ opératoire; il est probable que des racines antérieures furent sectionnées.

Malgré la moindre difficulté opératoire dans cette région, nous pouvons conclure ici, comme pour la région dorsale, au choix du procédé de Guleke.

c) **Région lombaire.**

Au niveau de la région lombaire, deux procédés de radicotomie postérieure sont seuls possibles, tous deux intra-dure-mériens; en effet, l'opération extra-durale est anatomiquement impossible. Il suffit d'ouvrir le canal rachidien sur un cadavre pour s'en assurer. La dure-mère étant mise à nu, il est absolument impossible de la récliner d'un côté ou de l'autre et de l'isoler d'une façon appréciable de la paroi osseuse, la portion de la racine qui traverse l'espace épidural est tout à fait minime, et c'est à grand'peine que l'on peut la saisir avec un petit crochet, même lorsque le canal rachidien a été largement ouvert et que les apophyses articulaires ont été réséquées. Il faut donc ici avoir recours à la radicotomie intra-durale. Fœrster propose la même intervention que dans la région dorsale; van Gehuchten et Codivilla, se basant sur des données physiologiques et sur des considérations opératoires, que nous détaillerons plus loin, proposent la section des racines rachidiennes postérieures au ras de leur émergence médullaire.

Quels sont les avantages que l'on peut invoquer en faveur de la radicotomie de Fœrster, si tant est qu'il en existe? Il est évident que c'est le seul procédé qui permette d'espérer la détermination des racines, mais nous avons vu dans la première partie de ce travail combien cette détermination était difficile; jamais on ne peut avoir une certitude absolue; nous sommes arrivé, d'après nos recherches cadavériques et d'après le dépouillement des observations, à cette conclusion qu'il est impossible de se fier aux repères indiqués : le repère de Fœrster n'est exact que 8 fois sur 20. Au cours de l'intervention, même après avoir fait une brèche haute et large, le chirurgien se trouve en présence d'un paquet de nerfs accolés les uns aux autres et souvent enroulés en plusieurs faisceaux; pour peu que des tractus arachnoïdiens traversent la région et adhèrent aux racines, ou que quelque plaque de méningite existe, il est absolument impossible de reconnaître les nerfs et de déterminer leur numéro. Küttner dit bien : « Le fil de soie placé au premier temps de l'intervention permet de reconnaître la première racine sacrée, et on met les racines en évidence en tirant sur les fils dure-mériens; lorsque la dure-mère est assez écartée, on voit facilement les racines et on trouve la deuxième. » Et Tietze : « On s'oriente à partir de la première sacrée, les lèvres dure-mériennes étant écartées, on repousse les nerfs en dedans et on cherche latéralement les orifices de sortie du sac dure-mérien. »

Brenner semble avoir eu quelques difficultés, car il marque les racines postérieures en les entourant avec un fil de soie rouge; il compare à droite et à gauche et compte à nouveau. Moskowicz signale que la reconnaissance des racines est moins commode au niveau de la queue de cheval qu'à la région cervicale, mais il dit n'avoir pas eu de véritable difficulté. Bennet, opérant pour douleurs spasmodiques aiguës dans le membre inférieur gauche, pense reconnaître les racines postérieures à leur taille et d'après leur situation vis-à-vis du ligament dentelé; il ajoute : « Je soulève ce que je crois être les deux premières sacrées »; en réalité, la clinique montra qu'il avait coupé sans s'en apercevoir la deuxième lombaire. Hey-Groves reconnut mal les racines et les réséqua incomplètement; il fallut opérer à nouveau. Dans le cas de maladie de Little opéré par Lambotte, la recherche et la reconnaissance des racines fut pénible; autant qu'on put en juger au cours de l'opération, la section porta sur les racines postérieures du premier nerf sacré et du quatrième nerf lombaire à droite, du troisième et du cinquième lombaire à gauche, mais l'évolution ultérieure de la maladie montra que les trois derniers nerfs sacrés avaient dû être lésés sans qu'on s'en aperçût. Enfin Küttner et Tietze eux-mêmes eurent quelques difficultés. Küttner trouva dans un cas les racines de la queue de cheval complètement agglutinées et leur isolement fut difficile. Tietze rapporte quelques cas d'erreur et le fait est relaté dans l'article de Rose; chez deux des malades de Fœrster, Tietze réséqua la première sacrée à la place de la seconde et la quatrième lombaire au lieu de la cinquième. Non seulement la reconnaissance des racines postérieures est très difficile, mais encore leur isolement est fort malaisé; nous ne parlons pas ici de l'isolement des racines postérieures entre elles, quoique déjà cela soit délicat dans certains cas, et en particulier lorsque des anastomoses un peu développées sont tendues entre elles, anastomoses très obliques parallèles aux racines et souvent aussi volumineuses qu'elles. Van Gehuchten signale un détail de technique qui rend difficile l'isolement des racines postérieures. « Quand la dure-mère est incisée sur toute sa hauteur, le chirurgien doit accrocher les racines à l'endroit où elles sortent du sac dure-mérien. Or, ces racines sont accompagnées d'une gaine arachnoïdienne. Entre deux trous dure-mériens voisins le sac arachnoïdien se tend en une bride assez forte qu'il faut rompre afin d'isoler la racine. Cette rupture n'offre aucune difficulté quand les trous de sortie des racines sont très distants l'un de l'autre. Mais, à partir du deuxième nerf sacré, ces trous se rapprochent, la bride arachnoïdienne plus courte devient aussi plus résistante et en voulant rompre celle qui relie la deuxième et la troisième sacrée, on court le risque de comprimer et de tirailler cette dernière, comme on court le risque, en remontant les racines lombaires inférieures et sacrées supérieures jusqu'au niveau de la moelle, de léser les racines sacrées inférieures et le cône terminal. » C'est de la blessure des racines inférieures que relèvent les troubles urinaires ultérieurs, et il existe un certain nombre de cas de mort, avec cystite et pyélonéphrite. Ces complications urinaires peuvent, du reste, se produire par un autre mécanisme, puisqu'elles sont assez fréquemment signalées dans les suites opératoires après intervention pour crises gastriques du tabes.

Nous voulons encore insister sur un point particulièrement important, c'est-à-dire sur la séparation des racines antérieures et des racines postérieures dans la région lombo-sacrée. D'après Küttner, la racine postérieure est latérale, la racine antérieure est médiane, la racine postérieure est plus large que l'antérieure et fasciculée. Tietze donne les mêmes caractères différentiels et il ajoute que, après destruction des tractus arachnoïdiens, on voit un espace très net entre la racine antérieure et la racine postérieure; il est toujours possible de repérer cet espace et on ne peut se tromper. Il ne nous a pas paru que, sur le cadavre, la reconnaissance fût aussi facile, et, d'après tous les chirurgiens qui sont intervenus sur la région, il semble que le doute est toujours possible. Tietze a eu une certaine difficulté à distinguer les racines antérieures des postérieures. Dans un cas de paraplégie pottique, il pense avoir réséqué la deuxième sacrée, la cinquième et la troisième lombaire, mais il ne peut les identifier nettement, car le repère de l'apophyse épineuse de la cinquième lombaire est tombé; du côté droit, il ne peut finir l'opération, car le sang a envahi le sac dural et a tout caché en se mêlant au liquide céphalo-rachidien. Dans un autre cas, Tietze a encore été troublé dans le repérage des racines; il s'agit d'une malade atteinte de scléroses multiples ayant amené une paraplégie totale des membres inférieurs. La laminectomie n'est pas faite assez largement, on voit la queue de cheval, mais on ne voit pas l'orifice de sortie des nerfs. Il faut, après ouverture de la dure-mère, tirer sur ses lèvres et elle se déchire; la reconnaissance des racines est impossible; Tietze sort alors toute la queue de cheval hors de la dure-mère, et il résèque trois racines, sans savoir lesquelles, sans savoir même s'il s'agit de racines antérieures ou de racines postérieures, et, pour arriver à ce résultat, il faut encore réséquer de l'os; il ne peut ensuite suturer la dure-mère. Le résultat fut une paralysie flasque des deux membres s'accompagnant d'une paralysie vésicale et rectale et d'anesthésie complète des membres inférieurs et de la partie inférieure de l'abdomen, avec suppression complète des réflexes de l'extrémité inférieure. Brenner opérant un cas de maladie de Little détermina une hémorragie; secondairement il s'aperçut que cet accident était dû à la blessure d'un vaisseau accompagnant la troisième racine motrice gauche. C'est à la suite d'hésitations de cet ordre que Codivilla et van Gehuchten proposèrent leur procédé; nous savons, du reste, que lors de leurs expériences les physiologistes, pour être sûrs de ne pas confondre les deux espèces de racines, les excitent électriquement avant de les sectionner. Dana a eu recours à ce procédé lorsqu'il fit pratiquer plusieurs interventions; May conseille, pour distinguer les racines, de les exciter avec une pince; si on touche une racine antérieure, on a des contractions musculaires. Signalons enfin, pour terminer, la possibilité d'anomalies qui troublent énormément la reconnaissance des racines lorsqu'on se base sur les orifices dure-mériens comme point de repère; le cas de Gottstein est tout à fait typique; la cinquième lombaire droite perfore la dure-mère par le même orifice que la première sacrée.

Peut-on considérer que l'opération de Fœrster, plus large et exposant mieux la région que l'opération de van Gehuchten-Codivilla, permet de mieux examiner les racines et d'isoler les artères qui les accompagnent? Nous ne le pensons pas, aucun chirurgien ne rapporte avoir isolé une artère satellite d'une racine postérieure dans la région lombaire; nous avons vu, du reste, dans notre exposé anatomique que les artères radiculaires postérieures sont en général grêles dans cette région, les grosses artères sont situées à un niveau un peu plus élevé.

Il existe un certain nombre de critiques très graves que l'on peut faire à l'opération de Fœrster : la difficulté opératoire, le grand délabrement, la position basse de la plaie. La difficulté opératoire est assez grande,on opère sur une région profonde et, dans la profondeur, le champ opératoire est très étroit. Quelle que soit la position donnée au malade, on est obligé d'opérer dans la profondeur, d'une part à cause de la lordose normale, d'autre part à cause de l'épaisseur des masses musculaires qui recouvrent le squelette à ce niveau, masses musculaires que l'on ne peut libérer autant qu'il le faudrait pour des raisons anatomiques que nous verrons plus tard. En outre, il ne faut pas oublier de signaler que fréquemment, de par la maladie, la lordose normale est augmentée, et que, d'autre part, les rétractions musculaires et les déformations secondaires peuvent gêner considérablement pour placer l'opéré dans une bonne position. Dans la profondeur, le champ opératoire est étroit, car à ce niveau les gouttières vertébrales sont très rétrécies et, même en enlevant les apophyses articulaires, on ne peut avoir un grand jour. Enfin, une difficulté avec laquelle il faut compter dans une opération aussi délicate est représentée par l'hémorragie. L'hémorragie peut provenir de tous les plans que l'on traverse, et nous verrons plus loin, en étudiant les divers temps de la radicotomie postérieure, que certains chirurgiens ont été très gênés par l'écoulement du sang; dans un cas même il fallut interrompre l'opération et ne continuer que plusieurs jours après.

L'opération de Fœrster suppose un grand délabrement; à la région lombaire il faut faire sauter largement les lames, l'hémi-laminectomie préconisée par Taylor et qui d'après lui donne un jour de 1cm 5 à ce niveau est absolument insuffisante. Morrehead a essayé la technique de Taylor, mais a dû, au cours de l'opération, compléter la laminectomie et la transformer en laminectomie bilatérale. Küttner insiste sur l'utilité de faire sauter les apophyses articulaires pour voir suffisamment la dure-mère. Delrez, May, signalent également l'utilité du fait; d'après ce dernier auteur, on n'obtient même ainsi qu'une largeur de 2 centimètres. Nous avons vu plus haut les accidents graves auxquels s'est exposé Tietze en ne réséquant pas assez d'os en largeur. Cette grande largeur que l'on est obligé de donner à la plaie n'est, du reste, pas sans amener une complication opératoire. Van Gehuchten attire l'attention sur la blessure possible des artères et des veines au voisinage des trous de conjugaison. En hauteur la brèche doit également être grande; d'après les recherches de Fœrster, Küttner et Tietze résèquent l'apophyse épineuse de la douzième vertèbre dorsale, les arcs des cinq vertèbres lombaires et la partie supérieure de la paroi postérieure du canal sacré jusqu'à la deuxième sacrée. May va plus loin, il résèque la deuxième sacrée. Les chirurgiens qui n'ont pas fait une brèche aussi haute ont été gênés au cours de l'opération, et notamment Hey-Groves, qui n'avait réséqué que les onzième et douzième dorsales et la première lombaire, ne put que sectionner incomplètement les racines. Les douleurs pour lesquelles il avait opéré sa malade revinrent, et il fallut faire une nouvelle intervention pour compléter les sections.

Van Gehuchten, lorsqu'il discuta l'opération de Fœrster avec Lambotte, lui conseilla de faire une brèche encore plus grande. D'après ses recherches cadavériques, en faisant sauter uniquement les arcs lombaires il est impossible de remonter assez haut pour bien mettre en évidence la troisième racine lombaire et la séparer aisément de la racine antérieure. Lambotte, sur le conseil de van Gehuchten, a donc réséqué les lames de la douzième vertèbre dorsale, les lames des cinq lombaires et celle de la première sacrée, dans le but de sectionner seulement quatre des racines lombo-sacrées. Cette large brèche n'empêcha pas, du reste, de léser les trois dernières sacrées auxquelles on ne voulait pas toucher.

Enfin, la dernière critique à faire à l'opération de Fœrster est la position basse de la plaie. Celle-ci siège tout près de la région où se produisent les eschares et, dans les observations, nous relevons quelques cas d'infection secondaire de la plaie, sans parler d'un cas d'infection grave qui entraîna une méningite secondaire.

Le second procédé de radicotomie postérieure applicable à la région lombaire est-il préférable? Nous le croyons, bien que les résultats opératoires immédiats soient loin d'être toujours excellents. Ce procédé est celui de van Gehuchten-Codivilla, qui fut proposé comme modification et simplification de l'opération de Fœrster après que les auteurs précités eurent constaté la gravité de l'opération, la difficulté de sa technique et le grand délabrement qu'elle entraîne. Mais, avant que d'étudier les avantages que peut présenter cette méthode, il faut se demander si elle s'applique bien aux mêmes cas et si les résultats fonctionnels que l'on obtient sont aussi appréciables que ceux obtenus par l'opération de Fœrster. Van Gehuchten n'a pas proposé cette opération en se basant uniquement sur des faits anatomiques, et en se plaçant uniquement au point de vue chirurgical; ce sont des considérations physiologiques qui ont permis à van Gehuchten de simplifier considérablement l'intervention. Cet auteur n'a pas repoussé tout d'abord l'opération de Fœrster, puisqu'il l'a fait exécuter par Lambotte, mais l'étude plus approfondie de la pathogénie, de la paraplégie spasmodique, lui fait préférer la section des filets radiculaires, indépendamment de toute considération chirurgicale. Pour Fœrster, dans la paraplégie spasmodique, ce sont certains groupes musculaires qui sont contracturés; il a recherché les segments médullaires qui président à leur innervation, afin de couper les racines postérieures correspondantes. Van Gehuchten pense que cette observation n'est pas exacte et que, dans la paraplégie, la contraction, tout en pouvant être variable dans les différents segments d'un membre, intéresse cependant au même degré tous les muscles d'un même segment; il ajoute : « Dans ces conditions il nous a semblé que la section d'un nombre variable de *filets radiculaires* de *chaque racine* répartirait la diminution du tonus nerveux d'une façon plus uniforme sur *toutes* les cellules motrices de la corne antérieure et, consécutivement, diminuerait jusqu'à un certain degré le tonus de *tous* les muscles. » Les résultats obtenus par l'opération de van Gehuchten semblent, du reste, confirmer cette opinion; les cas de Lerat et de Devos pour maladie de Little, de Delrez et de Wilms pour paralysies spasmodiques, ont été suivis de succès. Dans 2 cas de Wilms le succès fut moins bon, une fois des spasmes athétosiques persistèrent et le résultat fonctionnel fut insuffisant; dans un autre cas, chez un homme de trente ans, il obtint des mouvements volontaires suffisants, mais une forte atonie se montra. Quant au dernier cas de Lerat, femme obèse opérée pour paraplégie spasmodique au cours de la sclérose en plaque, il peut difficilement entrer dans une statistique, car si la malade fut grandement améliorée au point de vue fonctionnel, elle mourut d'une broncho-pneumonie double vingt jours après l'opération, alors qu'elle avait déjà commencé à se lever et que la plaie était cicatrisée; à l'autopsie on trouva cependant des traces de méningite.

Sans aller avec Delrez jusqu'à dire que, « limitée à la section des filets postérieurs, la radicotomie est une opération facile et presque bénigne », on peut affirmer qu'opératoirement la radicotomie postérieure pratiquée ainsi est sensiblement moins difficile et d'un pronostic immédiat infiniment supérieur. Des faits importants peuvent être relevés à l'avantage de l'opération de van Gehuchten; la plus grande rapidité de l'opération, le moindre délabrement, la facilité d'éviter les racines antérieures et de respecter le cône médullaire, la facilité de tenir la plaie propre et éloignée de toute souillure.

L'opération est relativement courte, elle ne dura que quarante-cinq minutes dans le premier cas de Lerat; Wilms ne mit que dix minutes à terminer l'opération, alors que la dure-mère eut été mise à nu. Le temps le plus long que nous relevons est de une heure trente-cinq; il s'agit ici du deuxième cas de Lerat. La malade était une femme adulte particulièrement obèse, chez qui la laminectomie fut très laborieuse. C'est là une grosse différence avec l'opération de Fœrster; car, si nous relevons l'observation de Vignard de Lyon, qui l'effectua en une heure vingt-cinq et celle de Brenner, qui ne dépassa pas l'heure, nous voyons que tous les chirurgiens qui ont fait le Fœrster en un seul temps, ont mis plus de deux heures (Hévési, Knapp et Burell), et dans quelques cas les malades sont morts de shock opératoire, plusieurs même sur la table. La rapidité de l'opération de van Gehuchten tient à des facteurs d'ordres très divers : tout d'abord la disposition anatomique du rachis à ce niveau, et ensuite l'inutilité de faire une reconnaissance longue et souvent pénible des racines. Nous n'avons pas à revenir sur ce point, nous avons suffisamment montré les difficultés de ce temps opératoire en étudiant l'opération de Fœrster. Quant à la disposition anatomique de la région dorso-lombaire, elle est beaucoup plus favorable à une intervention que celle de la région lombo-sacrée. Kolb fait remarquer les avantages qu'elle présente, la lordose est ici beaucoup moins prononcée que plus bas, car, comme Tietze le signale, on ne peut la faire disparaître en soulevant l'abdomen par des coussins. De plus, dans la région lombo-sacrée la profondeur de la région est augmentée par la saillie de la crête iliaque. A la région supérieure au contraire, les vertèbres sont plus superficielles, les apophyses épineuses ne sont pas perpendiculaires, mais obliques et empiètent sur l'épine inférieure, le canal médullaire est donc plus près de la superficie.

Le délabrement est beaucoup moindre dans l'opération de van Gehuchten; nous avons vu que dans le Fœrster il fallait réséquer les cinq lombaires, la première sacrée et quelquefois la douzième dorsale; ici il suffit, pour mettre à nu la moelle lombo-sacrée, de réséquer chez l'adulte les lames des deux dernières vertèbres dorsales et de la première vertèbre lombaire; chez l'enfant, il est bon de réséquer encore celles de la deuxième lombaire, bien que, d'après van Gehuchten, l'on puisse se contenter le plus souvent de la résection des lames de la douzième dorsale et des deux premières lombaires. En largeur, le délabrement est également moindre. Il ne s'agit pas ici d'aller repérer l'orifice de sortie dure-mérien des nerfs; point n'est donc besoin de faire une brèche de 2 centimètres, ce que l'on n'obtient qu'en réséquant les apophyses articulaires; on peut ici sans inconvénient laisser les apophyses en place. Cette étendue moindre du délabrement est importante à considérer, car il semble difficile qu'une brèche aussi grande, n'entraîne pas quelques troubles fonctionnels, bien que Küttner et Hildebrandt affirment qu'il n'en est rien. Il est vrai que certaines constatations tendent à prouver que la perte osseuse ne doit pas trop inquiéter le chirurgien. Si le périoste a été conservé, il semble que la régénération de la paroi postérieure du canal rachidien se fasse très suffisamment. En effet, Dupuy en 1870, puis Ollier, ont obtenu chez de jeunes animaux, par conservation du périoste, une paroi postérieure presque continue. Sur 5 enfants, Chipault a obtenu le même résultat; sur 3 d'entre eux, le palper, dès le second mois après l'opération, rencontrait un surtout osseux solide; à l'autopsie des deux autres, on trouva une coque osseuse résistante. Chez un adulte opéré pour fracture de la colonne, et mort six mois après, Chipault trouva également une parfaite restauration. Cependant, cette régénération possible ne doit pas faire négliger le soin de faire une brèche moins étendue; plus la brèche est petite, plus l'opération est courte, moins le traumatisme est grand et moins l'hémorragie est abondante. Nous verrons plus loin que l'hémorragie osseuse est quelquefois assez forte pour troubler le reste de l'opération.

Dans l'opération de van Gehuchten, la reconnaissance des filets à sectionner est très aisée. Nous avons vu la difficulté qui existe dans le Fœrster à reconnaître les racines postérieures, d'une part des autres racines postérieures, d'autre part des racines antérieures. Il n'est pas question ici de reconnaître les filets radiculaires appartenant à telle ou telle racine postérieure. Tous les filets radiculaires sont disposés en une ligne verticale se recouvrant légèrement les uns les autres; en les étalant on peut sectionner certains filets laissant entre eux des espaces réguliers; on est sûr ainsi d'intéresser plusieurs racines. Van Gehuchten s'exprime ainsi : « Dans les recherches que nous avons faites sur le cadavre, nous avons par 2 fois ligaturé les filets radiculaires que nous nous serions proposé de réséquer si l'opération avait été faite sur le vivant. Dans 1 cas, chez l'adulte, nous avons ligaturé quatre faisceaux radiculaires du côté droit. Nous avons alors ouvert toute la cavité rachidienne pour rechercher les racines médullaires correspondantes : les filets ligaturés appartenaient, pour une part variable, aux racines postérieures des quatre derniers nerfs lombaires et des deux premiers nerfs sacrés. Sur un cadavre d'enfant, nous avons ligaturé au hasard trois gros faisceaux radiculaires d'un côté. Le contrôle fait a démontré qu'ils appartenaient en nombre variable aux quatre dernières racines lombaires et à la première racine sacrée. » La question la plus importante est celle de la reconnaissance des racines antérieures; en opérant près de la moelle, il est à peu près impossible de blesser les racines antérieures, car à ce niveau les faisceaux radiculaires postérieurs sont nettement séparés et distants de plusieurs millimètres des faisceaux radiculaires antérieurs correspondants.

Il est un autre avantage sur lequel insiste van Gehuchten : par son procédé on n'est pas exposé à léser le cône terminal et les racines qui en proviennent. La lésion de ces organes est toujours grave, car cette partie de la moelle renferme, outre le centre anal, le centre de la miction, de la défécation, de l'érection et de l'éjaculation ; ces centres ont, comme on le voit dans les observations, été plusieurs fois lésés dans l'opération de Fœrster.

Nous n'insistons pas ici sur la possibilité d'avoir un isolement plus parfait de la plaie, et d'éviter ainsi des complications infectieuses secondaires.

Peut-on reprocher, au point de vue de la technique, quelque difficulté à l'opération de van Gehuchten, nous ne le pensons pas. L'isolement des artères qui accompagnent les racines est ici aussi difficile que dans l'opération de Fœrster, mais ne l'est pas plus ; quant à la disposition anatomique des filets radiculaires qui se recouvrent plus ou moins les uns les autres, disposition qui empêche leur reconnaissance facile, c'est là un point qui a été étudié par van Gehuchten et nous verrons dans le chapitre suivant que cet auteur a précisé un point de la technique permettant d'éviter toute erreur.

Certains chirurgiens qui ont pratiqué l'opération de Fœrster se déclarent, avec Hey-Groves, tous prêts à l'abandonner pour pratiquer le procédé de van Gehuchten.

En terminant cette analyse des divers procédés de radicotomie postérieure, il nous semble pouvoir conclure que, à la région dorsale et à la région cervicale, le procédé extra-dural de Guleke est plus facile dans son application que le procédé de Fœrster et que son pronostic est infiniment moins grave. A la région lombaire, *si la physiologie pathologique montre que la section complète des racines est inutile et qu'il suffit de réséquer quelques radicules*, il faut préférer le procédé de van Gehuchten, car il est plus facile dans son exécution, il nécessite un délabrement beaucoup moins grand et il expose à moins d'accidents (section des racines antérieures, blessures du cône terminal, infection du voisinage de la plaie). Disons, cependant, que ce procédé présente encore le grave inconvénient d'ouvrir la dure-mère et que c'est là la grande critique à faire à la radicotomie postérieure dans la région lombaire.

Nous avons pu réunir un assez grand nombre de cas de radicotomie postérieure faite à la région lombaire par le procédé de Fœrster ; les unes ont été faites pour maladie de Little, d'autres pour névralgies rebelles, d'autres pour paralysies spasmodiques d'origine variable, les dernières enfin pour des hémiplégies de l'adulte.

Nous avons réuni 47 observations de maladie de Little et nous relevons 6 cas de mort, 3 par infection (Moskowicz et Biesalski accusent la teinture d'iode), 1 par pneumonie, 1 par issue trop rapide et trop abondante du liquide céphalo-rachidien, 1 par épilepsie. Sans nous occuper des résultats éloignés, nous pouvons constater que si on relève quelques cas absolument remarquables, notamment celui de Cunéo, chez la plupart des malades il fallut faire une série d'opérations complémentaires, et on n'arriva le plus souvent qu'à un résultat médiocre; à côté de ces cas médiocres, il faut citer ceux où l'opération n'amena aucun résultat ou un résultat temporaire (3 cas de Gumbell, 1 cas de Gœbell). C'est, du reste, sous toute réserve qu'il faut envisager ces statistiques, car nous voyons que Tietze, ayant perdu un malade de collapsus au premier temps de l'opération, ne le fait pas entrer dans sa statistique, car, dit-il, « il n'a pas de valeur pour l'opération de Fœrster en elle-même ». Certains chirurgiens qui ont pratiqué plusieurs fois l'opération se demandent (Klapp, Biesalski) s'il ne vaut pas mieux s'en tenir aux opérations orthopédiques, ou commencer par elles. Franke, Spitzy ont la même opinion. Codivilla qui a opéré 2 fois, une fois pour maladie de Little, l'autre fois pour une paralysie spasmodique consécutive à une spondylite, se demande si le résultat est bien dû à l'opération de Fœrster ou s'il n'est pas dû plutôt aux interventions secondaires et au traitement orthopédique. L'opération de Fœrster pratiquée à la région lombaire pour névralgies rebelles donne 2 morts pour 8 interventions: une mort par shock opératoire se produisant sur la table (Knapp et Burell), l'autre mort, moins expliquée (Bennet); dans ce cas on peut incriminer soit l'issue trop brusque du liquide, soit une hémorragie cérébrale. Il est impossible de rechercher le résultat définitif et éloigné de cette opération car, dans 4 cas sur 8, l'opération fut pratiquée pour des douleurs liées à l'existence d'un cancer : cancer inopérable de l'utérus (J.-L. Faure); cancer métastatique du rachis (Fœrster et Tietze).

Dix-sept fois ce fut pour des paralysies spasmodiques d'origines diverses que l'on eut recours à l'opération et nous relevons 2 cas de mort (1 mort par schok, 1 par septicémie), et de nombreuses complications; ainsi Gottstein signale des signes de méningite.

Dans les 4 cas d'hémiplégie de l'adulte opérés selon cette méthode, il faut signaler 2 morts, une par schok, l'autre par méningite.

Le procédé de van Gehuchten, à notre connaissance, a été appliqué 8 fois et nous trouvons 1 cas de mort, celui de Lerat, chez une femme obèse de trente-deux ans, atteinte de sclérose en plaque; la mort survint, au vingtième jour après l'opération, par broncho-pneumonie double; à l'autopsie on trouva cependant quelques traces de méningite.

TECHNIQUE DE LA RADICOTOMIE POSTÉRIEURE

a) Région lombaire.

La première question qui se pose est celle-ci : faut-il opérer en un temps ou en deux temps? Les premières opérations, celles de Küttner et de Tietze, ont été faites en deux temps pour la plupart. Tietze a opéré presque toujours en deux temps. « Je dois dire que la plupart de mes malades ont été tellement épuisés que j'ai interrompu au moment critique. » Küttner pense que l'état du malade doit décider de l'opération en un ou en deux temps; chez les enfants peu résistants, il faut opérer en deux temps; chez les enfants plus résistants, on peut n'opérer qu'en un temps, de même chez les adultes. Pour Delrez, c'est également l'état général du malade qui doit guider dans le choix de la méthode. Enfin May insiste beaucoup sur l'avantage de l'opération en deux temps qui diminue le shock. Une des grandes causes qui, pour Tietze, Küttner et May, milite en faveur des deux temps, c'est que, dans le second temps, on n'a pour ainsi dire pas d'hémorragie, le sang n'envahit pas le sac dure-mérien et la fin de l'opération est plus facile. Tietze dit : « On a l'avantage de tout voir et de n'avoir pas tout le temps à tamponner. » Contre l'opération en deux temps, il faut relever la diminution de l'asepsie, bien que Klapp ait préféré opérer en deux temps dans un cas où l'asepsie n'était pas parfaite (il y avait probablement une eschare). Dans un cas, Küttner semble avoir été très fortement gêné lors du deuxième temps, la plaie ayant suppuré après le premier, les muscles adhéraient à la dure-mère, le relief des os était méconnaissable; Küttner fut obligé d'opérer sans aucun point de repère.

Actuellement, la plupart des chirurgiens ont tendance à opérer en un temps. Cette discussion s'adresserait surtout à l'opération de Fœrster, car dans l'opération de van Gehuchten, il semble qu'il n'y ait pas à hésiter, la laminectomie étant moins étendue et la fin de l'opération beaucoup plus rapide. Du reste, Lerat, Devos, Wilms, ont tous opéré en un temps. Van Gehuchten conclut que l'opération en deux temps lui semble aggraver l'importance de l'intervention et il insiste sur les plus grandes chances d'infection.

Position du malade. — Le malade est couché sur le ventre, un coussin soulève le bassin, les membres inférieurs pendent et la région lombaire est fortement convexe. Plusieurs avantages à cette position : le liquide céphalo-rachidien ne s'écoulera pas en grande quantité et la cyphose de la colonne lombaire facilitera la laminectomie. Cette position ventrale est préférable à la position latérale, car le champ opératoire est mieux exposé; bien que Tietze considère que le décubitus latéral gauche donne plus de jour et permet plus aisément de faire saillir la région sur laquelle on opère, d'autres chirurgiens, tels que Henlé, placent le malade de trois quarts dans le décubitus ventro-latéral.

Premier temps. — Incision médiane et profonde allant d'emblée sur les apophyses épineuses et s'étendant de la onzième apophyse épineuse dorsale à la deuxième lombaire; un léger tamponnement suffit à arrêter l'hémorragie. Un repérage exact des vertèbres est absolument indispensable avant le premier temps; la plupart des chirurgiens se basent, pour repérer les vertèbres, sur la saillie des proéminentes; nous avons vu, dans la première partie de ce travail, que ce repérage est insuffisant, vu la grande variabilité des vertèbres proéminentes; certains opérateurs se sont trompés et ont été obligés au cours de l'intervention, après ouverture de la dure-mère, d'augmenter la brèche osseuse, ce qui détermina des accidents. Aussi faut-il recommander la précaution prise par Brenner qui détermine aux rayons X les vertèbres, la veille de l'opération, supprimant ainsi toute cause d'erreur.

Deuxième temps : Écartement des muscles. — Les muscles qui recouvrent les gouttières vertébrales sont épais et il faut les désinsérer sur une certaine hauteur de façon à pouvoir les écarter suffisamment. Certains chirurgiens semblent n'avoir pris aucune précaution pour leur désinsertion; c'est ainsi que Küttner écarte les muscles des deux côtés des apophyses épineuses avec un long couteau puis les récline à la rugine; ce temps opératoire saigne beaucoup, et Küttner tamponne en introduisant de nombreuses compresses jusqu'à ce que l'hémorragie cesse; il écarte ensuite les compresses des deux côtés sur les muscles et ainsi, à la fin de l'opération, il n'a pas de ligature à poser. Presque tous les auteurs signalent cette hémorragie abondante; seul Bennet rapporte qu'il n'eût pour ainsi dire pas d'hémorragie, qu'il n'eut qu'un seul vaisseau à lier et trois à pincer. Tietze, réclinant les muscles jusqu'aux apophyses articulaires, signale aussi la forte hémorragie et la nécessité de la compression. Brenner, Delrez, Lambotte, signalent également la forte hémorragie. Cunéo, pour éviter la perte de sang, passe dès le début de l'opération dans la peau et les masses musculaires cinq catguts nº 3 de chaque côté, il les lie sur une compresse placée sur la face interne des masses sacro-lombaires; ce tamponnement à demeure fait admirablement l'hémostase et le malade perd très peu de sang. Ce qui montre bien que les chirurgiens ont été gênés par l'hémorragie c'est que Gottstein propose de tasser dans la plaie des compresses imbibées d'adrénaline et que Goldenberg fait, avant d'opérer, une injection d'adrénaline dans les muscles des deux côtés, en poussant son aiguille jusqu'au plan osseux. La vaso-constriction est ainsi plus forte que dans la méthode de Gottstein; il opère en un temps, chez un malade faible, et la plaie a pu être fermée sans mettre une seule ligature. Pour obvier à cet inconvénient certains opérateurs ont rugine attentivement le périoste de la face postérieure des lames pour décoller les muscles; par ce procédé l'hémorragie est sensiblement moins forte, nous allons voir pourquoi. Chipault et Demoulin, suivant les préceptes de

Horsley, Hévési, se sont bien trouvés de cette technique. Ce fait dépend

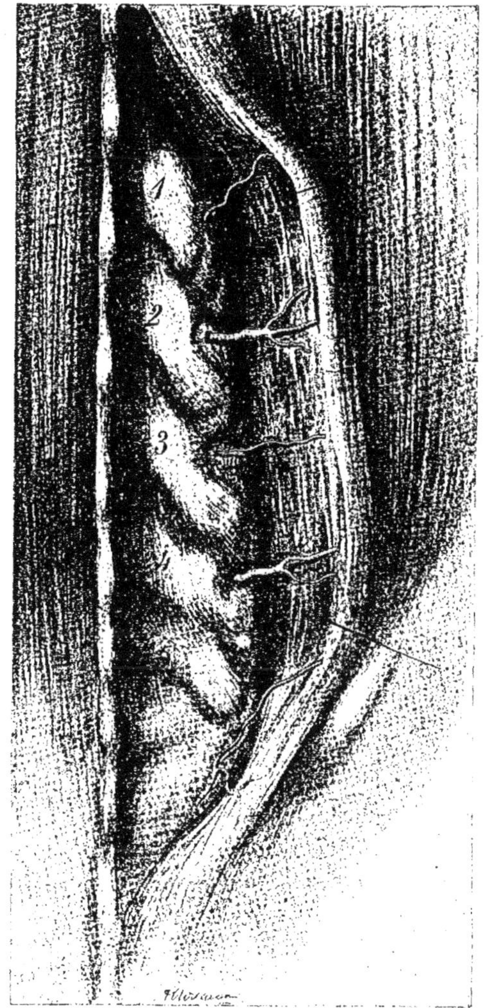

La face postérieure des arcs vertébraux a été ruginée. La masse sacro-lombaire est réclinée. Les artères de volume très variable apparaissent presque au contact des articulations et abordent le muscle par la partie interne de sa face ventrale.

essentiellement de la disposition des artères de la masse sacro-lombaire. Sur le conseil de M. Cunéo nous avons injecté les artères de cette région sur plusieurs cadavres et nous avons disséqué attentivement la région. Nous avons vu le plus souvent la branche postérieure des artères lombaires, ou tronc dorso-spinal, apparaître au bord interne du muscle intertransversaire, en se portant directement en arrière. Le point où l'artère perfore l'espace qui sépare deux apophyses costiformes est variable; d'après Trèves, le tronc des artères lombaires se diviserait exactement entre les apophyses transverses; d'après Chipault, la branche qui s'engage entre la première et la deuxième apophyse passe plus près de la supérieure, celle qui passe entre la deuxième et la troisième apophyse apparaît très peu au-dessous de la deuxième, et la branche située entre la troisième et la quatrième apophyse apparaît juste au-dessous de la troisième apophyse. D'après les examens que nous avons faits, nous n'avons pas constaté une telle régularité.

Mais ceci n'est pas le point important, ce qu'il faut signaler c'est que la branche dorso-spinale apparaît au bord interne du muscle intertransversaire tout près des apophyses articulaires des vertèbres lombaires; puis l'artère, se coudant, se porte en dedans, *appliquée sur la gouttière osseuse,* à la face ventrale de la masse sacro-lombaire; elle atteint ainsi le bord interne du muscle et c'est à ce niveau qu'elle se redresse pour pénétrer dans l'épaisseur de la masse charnue et envoyer des rameaux à la peau de la région. Chipault étudiant la technique de l'attaque de la partie antérieure des corps vertébraux ne décrit pas entièrement le trajet des artères lombaires, mais signale que, lors du décollement de la masse sacro-lombaire du feuillet profond de sa gaine, les artères restent séparées du plan de décollement par un mince réseau fibro-cellulaire, les artères sont comprises dans le feuillet antérieur et au cours du décollement on est obligé de sectionner les rameaux qui se détachent perpendiculairement pour pénétrer dans le muscle. Il est facile de comprendre qu'en réclinant la masse charnue et en la désinsérant jusqu'au niveau des apophyses articulaires, on blesse presque fatalement ces artères; l'hémorragie très abondante qui accompagne ce décollement et qui est signalé par presque tous les auteurs, le démontre nettement. Deux autres points doivent attirer l'attention. Tout d'abord le calibre des artères dorso-spinales est très variable, tantôt elles sont assez volumineuses et apparaissent après injection au suif ou à la colophane avec un diamètre de 2 millimètres; tantôt, au contraire, elles sont absolument filiformes, et dans certains cas même les artères semblent manquer. Sur un même sujet toutes les branches dorso-spinales n'ont pas le même calibre; en général, une seule sur trois ou quatre est volumineuse, et si elle est sectionnée, il apparaît nettement que les autres ne peuvent la suppléer dans un lambeau musculaire isolé. L'autre point qui doit encore nous retenir est que la vascularisation de la masse sacro-lombaire est presque uniquement assurée par ces branches dorso-spinales; en effet les branches antérieures ou intercostales lombaires se comportent différemment suivant les cas; quelquefois, mais cela est rare, ces artères passent à la face antérieure du carré des lombes; mais presque constamment elles passent à sa face postérieure, et là tantôt

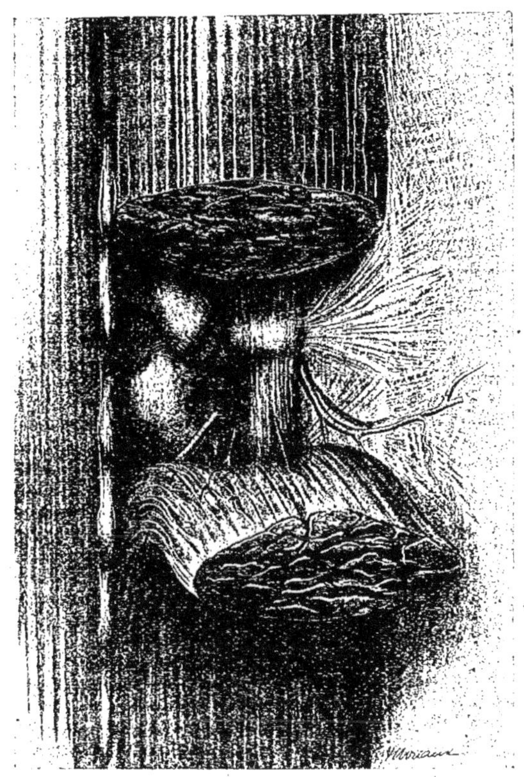

La masse sacro-lombaire est sectionnée transversalement. Les artères apparaissent au bord interne du muscle intertransversaire ; quelques rameaux perforent le muscle. L'artère intercostale lombaire est représentée ici dans une de ses variétés rares, en arrière de l'aponévrose du transverse et donnant quelques rameaux à la masse sacro-lombaire.

elles cheminent un certain temps à la face antérieure de l'aponévrose du transverse, tantôt et plus rarement elles perforent l'aponévrose du transverse tout près de son insertion, en passant à son bord interne entre deux costiformes. Dans le cas où l'artère par un mode quelconque se place à la face postérieure de l'aponévrose du transverse elle peut, en croisant le bord externe de la masse commune, lui envoyer quelques rameaux, mais ces rameaux sont toujours fort grêles et peu nombreux car ils sont émis par un petit nombre d'artères seulement; il semble donc absolument impossible qu'ils puissent assurer à eux seuls la nutrition du lambeau musculaire isolé. Il en est de même des très fins ramuscules vasculaires, branches de l'intercostale, qui dans certains cas, peu fréquents du reste, perforent d'avant en arrière le muscle intertransversaire pour venir se distribuer à la face profonde de la masse commune.

De l'étude des artères de la masse sacro-lombaire il faut tirer deux conclusions opératoires : 1° il faut, pour ménager les artères principales du muscle, et le plus souvent ses seules artères, ruginer avec soin la face postérieure des lames, et récliner le périoste avec le muscle, l'artère comprise entre les deux couches est donc protégée; 2° dans aucun cas il ne faut sectionner transversalement le muscle, dans le but de le récliner plus largement et de se donner plus de jour. En effet, on ne peut préjuger de la disposition artérielle et nous venons de voir que souvent plusieurs troncs dorso-spinaux successifs sont fort grêles et absolument insuffisants à eux seuls pour nourrir un lambeau musculaire isolé, et on ne peut compter sur les collatérales des intercostales lombaires qui sont tout à fait inconstantes. Toutes les fois que la masse musculaire a été sectionnée transversalement nous relevons des accidents secondaires du côté de la plaie.

Troisième temps : Laminectomie. — Dans le procédé que nous étudions, il suffit de faire sauter les arcs des deux dernières vertèbres dorsales et de la première vertèbre lombaire, pour mettre à nu la moelle lombo-sacrée; en largeur il est absolument inutile de supprimer les apophyses articulaires comme dans le procédé de Foerster. Divers procédés de laminectomie ont été employés, nous n'avons pas à les étudier ici, pas plus qu'à discuter la laminectomie définitive ou temporaire, cette dernière étant beaucoup plus compliquée et inutile, comme le montre l'expérience. Nous devons seulement insister sur l'hémorragie osseuse souvent assez abondante qui peut troubler la fin de l'opération. Tietze, dans deux cas, insiste sur cette hémorragie osseuse qui envahit secondairement le sac dural et gêna la reconnaissance des racines. Seul J.-L. Faure signale que ce temps se fait sans presque de perte sanguine. L'hémorragie qui se produit à ce moment provient souvent de la blessure des plexus intra-rachidiens. Dans presque toutes les observations de Küttner nous voyons qu'il est obligé de tamponner et qu'au deuxième temps de l'opération il trouve des caillots à la surface de la dure-mère. Cette hémorragie est assez facilement arrêtée en général; Delrez conseille d'introduire une mince mèche de gaze entre la dure-mère et le canal osseux, sur cette mèche on rabat de chaque côté les lèvres de la dure-mère et on les maintient appliquées par leur bord au canal osseux au moyen de larges écarteurs à dents courtes et pointues. Cette manière de faire arrête l'hémorragie rapidement et suffisamment pour que l'on puisse continuer sans retard l'opération sur les organes nerveux. Cunéo a eu recours à un tamponnement analogue; Moskowicz appliqua des tampons imbibés d'adrénaline. Enfin, dans les opérations en deux temps, il faut signaler la possibilité de la reprise de l'hémorragie. Küttner vit deux fois cet accident, une fois il lui suffit de faire un nouveau tamponnement, l'autre fois il dut interrompre l'opération, tamponner et suturer; la collection sanguine suppura et il ne put faire la fin de l'opération que cinq mois plus tard.

La blessure des plexus rachidiens n'est pas le seul accident qui puisse se produire au cours de la laminectomie, des blessures de la dure-mère ont été constatées, bien que Küttner dise que « jamais on n'a remarqué une lésion de la dure-mère pendant la laminectomie »; nous ne citerons que le cas de Tietze qui déchira la dure-mère avec la pince à os, le liquide s'échappa très fortement et le sac dural s'affaissa. Tietze constata que ce ne fut pas une gêne et que, bien au contraire, grâce à cet affaissement il fut plus facile d'enlever l'os. Ce qu'il faut craindre dans cet accident c'est la difficulté secondaire pour recoudre la dure-mère, nous avons vu que c'était là un temps de toute importance.

Il est un détail qu'au niveau de la région lombaire il ne faut pas négliger. Une fois la laminectomie terminée il faut sectionner avec soin tout ce qui reste des ligaments jaunes. Ceux-ci sont épais et assez rigides, ils ne se laissent pas récliner, leur présence peut masquer une assez grande partie du champ opératoire.

Quatrième temps : Dénudation de la moelle. — Après la résection osseuse, la dure-mère n'apparaît pas nettement, elle est masquée en partie par une couche graisseuse et par des vaisseaux. Tous les chirurgiens ne parlent pas de cette couche graisseuse. Chipault cependant insiste sur son importance : « La dure-mère est voilée par une couche de tissu cellulo-adipeux plus ou moins épaisse. Son abondance peut surprendre un opérateur non prévenu; pour éviter l'hémorragie il faut l'inciser juste sur la ligne médiane. » Bennet rapporte que la graisse vient avec les arcs : ceci ne nous paraît pas exact. Cunéo signale que cette couche graisseuse périmédullaire fait hernie dans la brèche osseuse alors qu'on n'a réséqué qu'une seule vertèbre. Cette graisse molle, fluide, rougeâtre, facilement déplaçable, est signalée dans tous les traités d'anatomie, et sur le cadavre nous l'avons souvent trouvée assez épaisse pour masquer entièrement la dure-mère. Dans cette couche graisseuse cheminent les plexus rachidiens postérieurs, qu'il importe d'éviter, et de plus nous avons assez souvent trouvé dans cette région une ou deux artères anastomotiques entre les dorso-spinales droites et gauches, anastomoses obliques, en général, sautant d'une artère dorso-spinale à celle du côté opposé située deux ou trois trous de conjugaison au-dessus, mais ces branches artérielles, quoique susceptibles de donner une quantité notable de sang, sont infiniment moins volumineuses que l'artère similaire que nous avons trouvée d'une façon presque constante à la région dorsale.

Cinquième temps : Ouverture de la dure-mère. — L'incision de la dure-mère doit se faire sur la ligne médiane après que la graisse a été réclinée avec les vaisseaux. Cette incision doit porter sur toute la longueur de la plaie; certains opérateurs font précéder l'incision durale d'une ponction, ce qui empêche le liquide de s'écouler trop rapidement et avec trop de brusquerie; il est probable que cette précaution peut empêcher jusqu'à un certain point les complications secondaires que nous avons signalées plus haut et dont nous avons vu la gravité. Les lèvres dure-mériennes doivent être repérées de suite par un certain nombre de fils fins; ces fils permettent, lorsqu'on les tend, de mieux exposer la région, de mettre la moelle lombo-sacrée en évidence; ils permettent également d'appliquer les bords de la dure-mère sur la paroi osseuse et d'éviter ainsi la pénétration du sang dans le sac méningé, cet accident gênant non seulement pour la reconnaissance des racines, mais pouvant entraîner des complications ultérieures.

Sixième temps : Reconnaissance et section des filets radiculaires. — On reconnaît l'origine du cône terminal, et l'on voit de part et d'autre les filets radiculaires tassés les uns contre les autres; Van Gehuchten et Lerat, lors d'une première intervention, ont été frappés par ce fait que les filets radiculaires, une fois coupés, disparaissent entre les autres, et qu'il est à peu près impossible de savoir à quel point on vient de sectionner un filet nerveux. C'est pourquoi ils conseillent d'introduire sous les filets radiculaires un instrument quelconque qui permette de les étaler. Lerat a même fait construire à cet effet un double crochet mousse. Les filets ainsi étalés, il est aisé de les sectionner dans la proportion et dans l'ordre que l'on a décidé. Wilms, avant de sectionner les filets radiculaires, recherche d'abord le douzième nerf dorsal, qu'on laissera la plupart du temps intact (il ne dit pas comment il le repère); le nerf est repéré avec un crochet à strabisme, et on le tend un peu, ce qui fait que la moelle est un peu attirée en dehors. Wilms, comme Van Gehuchten, conseille de ne pas descendre jusqu'à la partie inférieure du cône pour ne pas léser les nerfs de la vessie. Si au cours de l'opération on aperçoit une artère satellite des nerfs, il est de toute nécessité de l'isoler et de la respecter.

Septième temps : Suture de la dure-mère. — La suture de la dure-mère constitue le temps le plus important de la restauration. Cette suture doit être faite avec de la soie très fine en un surjet à points très rapprochés. Une bonne suture durale est le seul moyen capable d'éviter une fistule rachidienne. Il est inutile ici de rappeler l'évolution de ces fistules qui peuvent durer des mois, comme dans les cas de Duncan et de Horsley. Küttner conseille de commencer la suture à la partie supérieure de la plaie; c'est en effet là, de par la position du malade, le point déclive, c'est là que le sang vient s'accumuler hors de la dure-mère et c'est par là qu'il peut entrer dans le sac méningé. Il faut pourtant signaler que, quelque soin que l'on apporte à la suture, une fistule peut se produire, et nous voyons cet accident apparaître malgré toutes les précautions dans le cas de Leriche et de Cunéo. Une précaution importante à prendre avant de terminer la suture dure-mérienne est de s'assurer qu'aucun caillot n'a pénétré dans le sac dural, le moindre caillot aperçu doit être enlevé avec une pince.

Huitième temps : Fermeture des plans superficiels. — Ce temps ne présente rien de particulier; la plupart des chirurgiens conseillent de recoudre en plusieurs plans et à points séparés la couche musculaire, avant que de suturer l'aponévrose et la peau. La suture à points séparés de la couche musculaire a ici une importance plus grande que partout ailleurs, vu l'irrigation qui se fait uniquement par la partie interne du muscle.

L'opération doit se terminer sans drainage, celui-ci favorisant la formation des fistules, et les cas où le drainage n'a pas été suivi de fistules sont assez rares.

b) **Région dorsale.**

Nous irons très vite sur ce chapitre, nous ne pourrions que répéter ce que nous avons dit plus haut en étudiant le procédé de Guleke. Nous voulons seulement attirer l'attention sur quelques points.

La position du malade est infiniment moins importante que dans l'opération de Fœrster; la dure-mère ne sera pas ouverte, il n'y a donc aucune précaution à prendre pour empêcher l'écoulement du liquide céphalo-rachidien.

Dans les premiers temps de l'opération, alors qu'il s'agit de récliner les muscles, on ne se trouve pas aux prises avec les mêmes difficultés qu'à la région lombaire; le canal rachidien est beaucoup plus superficiel, les masses musculaires sont moins épaisses, de plus les muscles ici ne sont pas représentés par une masse unique et épaisse, mais il y a une série de couches superposées, dont la vascularisation est différente et beaucoup plus riche; les mêmes précautions ne sont donc pas à prendre.

La laminectomie est plus aisée à exécuter, les vertèbres sont moins épaisses, les gouttières osseuses sont plus larges, ce qui donne de la facilité, bien qu'il ne faille opérer que dans la partie interne de ces gouttières, jusqu'au niveau des apophyses articulaires; la seule chose à éviter est de blesser les plexus veineux intra-rachidiens. On peut se demander si, au niveau de la région dorsale, pour opérer selon le procédé de Guleke, l'hémilaminectomie préconisée par Taylor est applicable. Cette opération qui laisse l'apophyse épineuse intacte, donne à la région dorsale un jour de 1 centimètre; elle a pour avantage le schok un peu moindre, la meilleure protection de la moelle, l'absence de déformation et la conservation de la flexibilité de la colonne; en réalité, la laminectomie totale donne plus de jour, elle n'est pas beaucoup plus traumatisante, et ses conséquences ne sont guère plus gênantes.

Une fois le canal rachidien ouvert, nous avons vu plus haut comment on pouvait atteindre et isoler la racine, et comment il est quelquefois possible de voir nettement l'artère satellite. Il nous a paru toujours possible d'éviter la grosse artère anastomotique que nous avons trouvée d'une façon presque constante dans cette région. Ce tronc artériel, assez volumineux, naît le plus souvent de la branche spinale, au niveau du trou de conjugaison entre la huitième et la neuvième dorsale ou la neuvième et la dixième dorsale du côté droit, il chemine sinueux à la face postérieure de la dure-mère se portant en haut et à gauche et va s'anastomoser avec une ou plusieurs petites artérioles grêles, nées des spinales gauches au niveau des sixième ou septième dorsales; puis le tronc, continuant son trajet ascendant et oblique, va se terminer en s'anastomosant avec une spinale gauche au trou de conjugaison entre la sixième et la septième dorsale ou entre la cinquième et la sixième. Nous avons du reste remarqué que tout le long de la dure-mère des artérioles très fines se comportent de même.

c) Région cervicale.

Comme au niveau de la région dorsale, nous concluons ici au choix du procédé de Guleke; nous y sommes particulièrement encouragé par le beau succès opératoire de Leriche dans un cas de maladie de Parkinson. La technique de l'opération n'a rien de particulier dans cette région. Il faut cependant insister ici sur les avantages de l'hémilaminectomie de Taylor; elle paraît suffisante dans cette région, et elle permet de respecter d'un côté les muscles si importants du cou.

TROISIÈME PARTIE

OBSERVATIONS

Les observations que nous rapportons ici, la plupart inédites, nous ont été données par MM. Cunéo, Labey, A. Schwartz et Tuffier, que nous devons remercier de leur obligeance.

Observation de M. Cunéo.

P... Henri, 7 ans 1/2, entré le 9 novembre 1911. Lit n° 19. Salle Herbet, à Saint-Louis.

MALADIE DE LITTLE

Le petit malade entre à l'hôpital parce qu'il marche sur la pointe des pieds.

L'enfant est venu à six mois et demi, l'accouchement fut très pénible; il s'agissait d'un siège; l'enfant fut élevé pendant trois mois à la couveuse. Très débile il tomba malade deux mois après être sorti de la maternité. Sa mère raconte qu'il eut alors une congestion, sans pouvoir donner d'autres renseignements.

L'enfant, toujours très faible, marche à vingt-deux mois; on l'envoie à la campagne où il reste pendant trois ans, ne venant à Paris qu'à de rares intervalles.

Les personnes qui en avaient la garde écrivaient souvent à la mère que l'enfant marchait difficilement, étant très rapidement fatigué et se tenant toujours sur la pointe des pieds. De plus la mère a constaté les mêmes troubles de la démarche pendant les séjours de l'enfant dans sa famille.

Il y a deux ans, l'enfant revient à Paris dans sa famille. Quelques jours après son arrivée, il est pris de maux de tête très violents et de vomissements s'accompagnant d'élévation thermique à 40°. On le conduit à l'hôpital des enfants malades, où il reste vingt-quatre jours; on pose le diagnostic de méningite cérébro-spinale; la mère ne peut donner aucun renseignement sur la maladie. L'enfant sort de l'hôpital et quelques jours après il contracte une rougeole bénigne qu'on soigne chez lui.

Depuis cette époque, les troubles de la marche se sont accentués, le petit malade marche de plus en plus sur la pointe des pieds, il perd facilement l'équilibre, et dès qu'il marche un peu plus que d'habitude, il se plaint d'une violente douleur à la hanche gauche, qui le force à s'arrêter.

Actuellement. — Le malade présente une atrophie évidente des membres inférieurs, qui sont contracturés. Le malade couché, les membres inférieurs sont en flexion extrême, le fémur fléchi sur le bassin, la jambe sur la cuisse, on ne peut les mettre en extension complète. Les muscles postérieurs de la cuisse sont contracturés surtout à gauche et se tendent fortement quand on essaie d'étendre les membres inférieurs, formant au niveau des limites du triangle poplité supérieur des cordons très résistants. On constate de plus une contraction très prononcée du triceps sural, surtout à gauche. Le pied est en équin, légèrement en varus, la face plantaire ne regarde pas en dedans, mais son bord interne s'enroule légèrement sur lui-même, présentant à sa partie moyenne deux plis cutanés, traces de cet enroulement. Les orteils sont en hyperextension, le malade ne peut les fléchir; la flexion provoquée est de même impossible.

La mobilité du membre inférieur dans son ensemble est peu modifiée, le malade le soulève facilement au-dessus du lit, seuls les mouvements de l'articulation du genou sont devenus impossibles.

Étude des réflexes. — Réflexe patellaire : exagéré à gauche seulement.

Réflexe des adducteurs : très net à gauche.

Réflexe crémastérien : peu marqué.

Pas de signe de Babinski.

Légère trépidation épileptoïde à gauche.

Malade en marche. — Le malade marche sur la pointe des pieds, la pointe tournée en dedans. Les membres inférieurs sont fléchis, le bassin est fortement porté en arrière. Pour rétablir l'équilibre, l'enfant porte le tronc en avant (attitude du Satyre). Il marche en oscillant fortement de droite à gauche, il a de nombreuses difficultés à garder l'équilibre; on est obligé de le soutenir; le corps repose tout entier sur la pointe des pieds et les orteils hypertendus; le talon est nettement détaché du sol. Le malade a de grandes difficultés à soulever les pieds, il les traîne sur le sol en steppant.

Malade arrêté. — Il repose sur la *plante des pieds,* mais se fatigue très vite dans cette position et reprend vite sa position en équin.

Opération le 22 novembre 1911. — Éther.

Le malade est placé sur le ventre, le sacrum élevé. On glisse entre l'abdomen et la table un billot pour obtenir une convexité plus saillante de la région lombo-sacrée. On repère à la teinture d'iode les apophyses épineuses des 5e, 4e, 3e et 2e lombaires.

Premier temps. — Incision de 10 centimètres, le long des apophyses épineuses du sacrum et de la colonne lombaire. Dissection des masses sacro-lombaires que l'on sépare à la rugine de leurs insertions osseuses, on les sectionne transversalement en haut et en bas. On met ainsi à nu les apophyses épineuses des deuxième, troisième, quatrième et cinquième lombaires et de la première et deuxième sacrée. On passe dans la peau et dans les masses musculaires, cinq catguts n° 3 de chaque côté, qu'on lie sur une compresse placée sur la face interne des masses sacro-lombaires. Ce tamponnement à demeure fait admirablement l'hémostase; le malade perd très peu de sang. Sur chacune de ces compresses on repère par un trait à la teinture d'iode l'apophyse épineuse de la cinquième lombaire. On enlève à la cisaille les apophyses épineuses des deuxième, troisième, quatrième, cinquième lombaires et la partie supérieure de la crête sacrée.

Deuxième temps. — Laminectomie. On fait sauter à la pince-gouge les lames de la troisième lombaire, on aperçoit alors dans l'espace sus-dural correspondant à cette vertèbre, la graisse périmédullaire qui fait hernie par la brèche osseuse. On introduit dans la brèche le mors plat de la pince de Chipault, et on fait sauter progressivement les lames des quatrième et cinquième lombaires, puis on ouvre le canal sacré.

Section aux ciseaux des ligaments jaunes et mise à nu de la dure-mère. Élargissement à droite et à gauche de la brèche osseuse. On essaie d'éviter le plus possible les plexus rachidiens. On glisse entre la dure-mère et l'os une moitié de compresse qu'on laisse à demeure pour l'hémostase.

Ouverture de la dure-mère au ciseau : on place deux fils de soie n° 0 dans chaque lèvre dure-mérienne, les fils servent à écarter la dure-mère.

Troisième temps. — *Section des racines.* — L'émergence de la première sacrée ne répond pas exactement à l'apophyse épineuse de la cinquième lombaire.

1° Section des racines postérieures droites. Section de la première sacrée (ligature au catgut 00) de la quatrième lombaire, de la troisième lombaire;

2° Section des racines postérieures gauches, deuxième sacrée, première sacrée, quatrième lombaire, troisième lombaire.

Quatrième temps. — Ablation de la mèche dure-mérienne.

Fermeture très soignée de la dure-mère. Soie 00, surjet en trois fois. Points séparés à la partie toute supérieure de l'incision dure-mérienne. Ablation des compresses tampons. Suture des muscles et de l'aponévrose au catgut n° 3. Suture de la peau au fil de lin.

Suites opératoires. — Le lendemain, le malade fait 40, pouls 120°. On enlève le pansement, les compresses sont teintées en rose et légèrement poisseuses, la suture est rouge et légèrement tendue, on fait sauter deux points médians il s'échappe un liquide roussâtre d'odeur légèrement fétide. Le surlendemain 40, le malade est très affaibli, mais il a conservé toutes ses facultés intellectuelles. On fait sauter toute la ligne de suture. Il s'échappe un liquide purulent qui semble provenir des masses sacro-lombaires. Cette suppuration est due aux catguts n° 3 qui se sont dénoués et qui sont entourés d'une atmosphère purulente. On enlève les sutures des masses musculaires et on fait un lavage à la solution iodo-iodurée, le malade reste à 40 pendant cinq jours, puis brusquement la température tombe à 37, l'écoulement purulent cesse, mais il reste toujours une fistule par où s'échappe du liquide céphalo-rachidien à la partie toute supérieure de la plaie. Lavages à la solution iodo-iodurée.

6 décembre : greffes épidermiques qui ne tiennent pas. Double ténotomie des tendons d'Achille. Appareil plâtré.

10 décembre 1911 : la plaie va de mieux en mieux; le liquide céphalo-rachidien s'écoule de moins en moins.

Observation de M. Labey.

Le malade entre salle Velpeau, à l'hôpital Saint-Antoine. Il était soigné depuis quelques semaines dans un service de médecine pour des crises gastriques tabétiques. La résection des septième, huitième, neuvième, dixième racines dorsales postérieures est décidée.

Opération. — Le malade est placé dans le décubitus latéral droit, un coussin est placé sous le thorax de façon à élever le champ opératoire et à placer l'extrémité céphalique du corps en position déclive, afin d'éviter autant que possible l'écoulement du liquide céphalo-rachidien.

Une incision est menée de la troisième vertèbre dorsale à la dixième, cette incision met à découvert le sommet des apophyses épineuses. On dénude au bistouri les faces latérales des apophyses épineuses jusqu'aux lames. La face postérieure des lames est ruginée et les muscles sont réclinés. Le décollement de la masse musculaire détermine une hémorragie en nappe, aucun vaisseau n'est visible et ne peut être pincé. L'hémorragie gêne beaucoup dans les temps suivants et dure jusqu'à la fin de l'opération. Les apophyses épineuses de la cinquième dorsale à la dixième dorsale sont réséquées à la pince coupante. La peau et les masses musculaires ont toujours tendance à revenir masquer le champ opératoire, il faut placer deux grands écarteurs pour dégager le champ opératoire. Les lames vertébrales sont réséquées à la pince-gouge à droite, puis à gauche, le canal est largement ouvert. La dure-mère est incisée d'emblée sur toute la longueur mise à nu ; il y a un écoulement brusque et abondant de liquide céphalo-rachidien. Les bords de l'incision dure-mérienne sont repérés avec des catguts fins. L'aide tend les catguts, étalant ainsi la dure-mère. Les racines rachidiennes apparaissent, il est impossible de reconnaître les racines postérieures des antérieures. Un stylet recourbé est passé sur les faces latérales de la moelle, et sans pouvoir reconnaître exactement les éléments ainsi soulevés, on les sectionne. Chaque section est suivie d'une apnée très nette qui dure quelques secondes, les modifications du pouls n'ont pas été notées.

L'hémorragie due aux muscles des gouttières continue et le sang pénètre dans le canal rachidien ; vu la situation déclive de la tête une partie du sang s'écoule vers le bulbe. Cet écoulement sanguin oblige à éponger constamment, d'où nouvelle perte de liquide céphalo-rachidien.

La dure-mère est fermée par un surjet très serré au catgut 00. Le plan musculaire est reconstitué au catgut n° 2.

Suites opératoires. — Le lendemain, fièvre ; puis phénomènes bulbaires, on se demande si le sang écoulé dans la dure-mère ne peut déterminer ces phénomènes. Paralysie du membre inférieur droit. Mort. A l'autopsie on constate que certaines racines antérieures ont été sectionnées. De plus, un caillot comprime la partie inférieure de la moelle.

Observation de M. Anselme Schwartz.

Tabétique opéré le 15 mars 1912.

Position : décubitus latéral gauche. La région sur laquelle on opère n'est pas soulevée. Le bras gauche est replié sous la tête (il en résulte une paralysie radiale secondaire.)

Comme point de repère *approximatif*, une ligne est tracée joignant la pointe des deux omoplates. Cette ligne est considérée comme passant *approximativement* par l'apophyse épineuse de la septième dorsale.

L'incision cutanée est menée, autant que l'on peut en juger, de la sixième à la douzième vertèbre dorsale.

L'incision n'est pas rectiligne et médiane, mais courbe à convexité droite, la dure-mère est à gauche de la ligne médiane et parallèle à la ligne des apophyses épineuses.

Le volet cutané est disséqué et rejeté à gauche.

Incision à fond le long des apophyses épineuses et de part et d'autre d'elles.

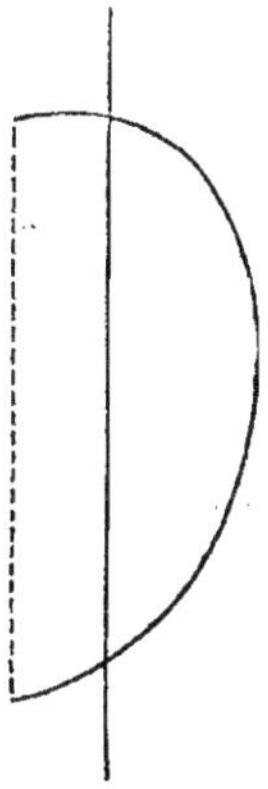

La face postérieure des lames est ruginée à fond, et les muscles sont réclinés avec le périoste ; très légère hémorragie arrêtée par un tamponnement de quelques minutes.

Résection des apophyses épineuses de bas en haut à la pince coupante. Pour ouvrir le canal, section, sur la ligne médiane, de l'arc de la vertèbre inférieure à la pince de Liston ; les lames de toutes les vertèbres sont ensuite enlevées rapidement à la pince-gouge. Presque pas de sang. La dure-mère apparaît très distendue par le liquide, on ne voit pas de graisse à sa surface, on n'aperçoit pas de plexus veineux.

La dure-mère est incisée sur toute l'étendue du champ opératoire et repérée par trois fils de chaque côté. Il s'écoule beaucoup de liquide céphalo-rachidien, un bon verre au moins. Un peu de sang se mêle au liquide.

La moelle et les racines apparaissent. On ne peut reconnaître le ligament dentelé ; à peine en quelques points un très léger voile celluleux qui se laisse tout de suite déchirer.

La reconnaissance des racines est très difficile ; on soulève sur une aiguille mousse et courbe ce que l'on suppose être les septième, huitième, neuvième, dixième, onzième racines dorsales postérieures, mais sans pouvoir affirmer que ce sont bien ces racines. Les racines postérieures et antérieures sont accolées et l'on se demande si par endroit on n'a pas sectionné des racines antérieures.

La section des racines saigne assez abondamment et pendant toute la fin de l'opération il faut constamment éponger et enlever de petits caillots à l'intérieur de la dure-mère.

Surjet très serré au fil fin sur la dure-mère ; deux plans musculaires ; pas de drain.

Dès le lendemain de l'opération, le pansement est inondé et il faut le changer tous les jours, l'écoulement de liquide persistant.

Les crises gastriques ont cessé brusquement.

Le malade avait avant l'opération une petite escharre sacrée, elle guérit et est presque cicatrisée le 23 mars. Mais dès le 20, une escharre apparaît au niveau du grand trochanter du côté droit, sur lequel le malade est perpétuellement couché.

Mort le 28 mars 1912.

Autopsie le 29 mars.

La première vertèbre réséquée est la huitième dorsale. Aucun sphacèle de la peau.

Dans les masses musculaires, un peu de sérosité louche.

La dure-mère est bien cicatrisée, il existe un petit orifice à la partie inférieure. La surface extérieure de la dure-mère est assez nette et propre. A l'ouverture de la dure-mère une couche purulente, assez épaisse, apparaît remontant jusqu'à la cinquième vertèbre cervicale environ, ne descendant que très peu au-dessous de la partie inférieure de la plaie.

Racines sectionnées. A gauche, huitième, dixième, onzième dorsales. Entre la huitième et la dixième un gros tractus conjonctif contenant une artère assez volumineuse, a été sectionné; on l'a pris pour la neuvième racine postérieure.

A droite, section des racines postérieures des septième, huitième, neuvième, dixième racines postérieures, et, sans que l'on s'en soit douté au cours de l'opération, section de la neuvième racine antérieure.

Le ligament dentelé est relativement net à droite; on le trouve très difficilement à gauche.

Observation de M. Tuffier.

V... (Léon), 32 ans, boulanger.

Crises gastriques du tabes.

Opéré le 9 octobre 1909 par M. Tuffier.

Entré pour 2 balles dans la tête (tentative de suicide), une à la région frontale, ressortie 3 centimètres plus loin, l'autre entrée par l'oreille droite.

Opération le 9 octobre 1909.

Le malade est couché sur le ventre. Incision médiane de la troisième à la neuvième apophyse épineuse dorsale. A chaque extrémité incision transversale. Décollement des muscles des gouttières. Pas de grosse hémorrhagie grâce à un tamponnement. Trépanation au Bercut. Résection des lames à la scie de Bercut et ouverture large du fourreau rachidien. Ouverture de la dure-mère dans toute la hauteur de la plaie. Le liquide céphalo-rachidien semble louche. La moelle adhère à la dure-mère par une infiltration gélatineuse semi-opaque. Les racines postérieures sont grêles. Je coupe dans toute la hauteur les quatrième, cinquième, sixième et septième racines. Suture du fourreau dural, des muscles au catgut, agrafes sur la peau. Pas de drainage.

10 octobre 1909, pas trace d'escharres, rétention d'urine.

11 octobre, le malade urine lui-même.

13 octobre, rétention. Sondage.

19 octobre, pus dans les urines; lavage de la vessie.

Escharre au frein de la verge, aux talons et au sacrum.

Au niveau de la région lombaire droite et au niveau de la crête iliaque gauche on note de petites modifications de la peau qui indiquent des troubles de la nutrition. — Hoquet.

20 octobre, sang et pus dans les urines.

21 octobre, mort. Plaie bien cicatrisée.

LISTE DES OBSERVATIONS CONSULTÉES

Le numéro qui suit le nom de l'auteur correspond au numéro de l'indication bibliographique qui contient l'observation.

MALADIE DE LITTLE

Küttner, 9 cas (101).
Gottstein, 2 cas (72).
Hildebrand, 2 cas (87).
Klapp, 6 cas (105).
Biesalsky, 2 cas (105).
Moskowicz (105).
Gœbel (69).
Hévézi (84).
Tietze, 2 cas (105).
Vignard, de Lyon (130).
Kotzenberg (100).
Gumbell, 8 cas (80).
Frazier, 3 cas (150).
May et Clogg (120).
Codivilla (34).
Exner (44).
Heilé (83).
Stieffer et Brenner (152).
Goldenberg (71).
Sauerbruch (144).
Cunéo (38).

NÉVRALGIES REBELLES

Chipault et Demoulin, 2 cas (30).
Hildebrand, 3 cas (87).
Bennet (11).
Abbe, 4 cas (5).
Jacobi et Kiliani (91).
Horsley, 2 cas (91).
Knapp et Burell (97).
Knapp et Munro (97).
Hey-Groves (76).
Chavannaz (26).
J. L. Faure (45).
Foerster et Tietze, 3 cas (161).

PARAPLÉGIE POTTIQUE

Tietze (40).

DOULEURS DU TABES

Plateau et Doerr (42).

MALADIE DE PARKINSON

Leriche (112).

TUMEUR

Hildebrand (87).

PARALYSIES SPASMODIQUES

1° *Par sclérose multiple*

Küttner (40).
Gottstein (40).
Tietze, 2 cas (40).

2° *Par sclérose des cordons latéraux*

Lambotte (66).
Codivilla (34).

3° *Par myélite*

Frangenheim (59).
Hey-Groves (76).

4° *Par lésion cérébrale*

Gobell (40).
Gottstein, 2 cas (40).
Clark et Taylor (33).

5° *Par hémiplégie spasmodique infantile*

Hey-Groves (76).
Abbe (5).
Clark et Taylor, 2 cas (33).
Poussep, 6 cas (133).

6° *Par traumatisme*

Goyannes (74).
Wendel (105).

7° *Par cause indéterminée*

Anschütz (40).
Abbe (5).
Pétroff (137).
Spiller (150).
Morrehead (123).

HÉMIPLÉGIE DE L'ADULTE

Tietze, 2 cas (40).
Moskowicz (147).
Hey-Groves (76).

SECTION DES FILETS RADICULAIRES

Lerat, 2 cas (111).
Devos (66).
Delrez, 2 cas (40).
Wilms, 3 cas (165).

CRISES GASTRIQUES DU TABES

Küttner, 3 cas (50).
Bruns et Sauerbruch (22).
Bierens de Haan (50).
Tietze, 3 cas (50).
Moskowicz et Götzel (50).
Thomas et Nichols (50).
Becker et Henlé (10).
Mainzer (118).
Guleke, 5 cas (79).
Schlesinger (50).
Schaffer (50).
Federmann-Lewandowsky (50).
Flörcken et Tick, 2 cas (50).
Nonne, 3 cas (127).
Sänger (127).
Bornhaupt (50).
Flörcken et Enderlen (114).
Lambret (107).
Leriche et Cotte (114).
Lotheisen et Czyhlaiz (116).
Lotheisen et Schaweida (116).
Moskowicz (147).
Von Angerer, 5 cas (7).
Heilé (83).
Rosenstein (125).
Zinn et Müsham (167).
Stieffler et Brenner (152).
Lotheisen (152).
Byron Branwell et Thomson (23).
Anselme Schwartz (148).
Hey-Groves, 2 cas (76).
Tuffier (163).
Labey (106).

DOCUMENTS ANATOMIQUES

Tableau I. — *Hauteur de l'émergence médullaire des racines du type cervical inférieur (en millimètres).*

SUJETS	IV	V	VI	VII	VIII	IX	X	MOYENNE
5e cervicale . . .	10	11	13	14	11	13	13	12,1
6e — . . .	11	13	9	12	11	9	11	10,8
7e — . . .	7	13	12	12	11	12	9	10,8
8e — . . .	13	11	8	11	7	13	7	10
1re dorsale. . . .	8	13	10	14	10	14	11	11,4

La hauteur de l'émergence n'a pas été relevée sur les trois premiers sujets.

Tableau II. — *Nombre des filets radiculaires constituant les racines du type cervical inférieur.*

SUJETS	IV	V	VI	VII	VIII	IX	X	MOYENNE
5e cervicale . . .	5	5	7	7	8	8	7	6,7
6e — . . .	6	7	7	5	6	7	7	6,4
7e — . . .	7	8	8	5	5	8	7	6,8
8e — . . .	8	7	5	5	4	7	6	6,0
1re dorsale. . . .	4	5	5	4	4	7	8	5,2

Le nombre des filets radiculaires n'a pas été relevé sur les trois premiers sujets.

Tableau III. — *Espace qui sépare les racines du type cervical inférieur (en millimètres).*

SUJETS	I	II	III	IV	V	VI	VII	VIII	IX	X
Entre 5e et 6e cervicale. . .	espace linéaire	espace linéaire	contact	3	espace linéaire	1	contact	2	1	2
— 6e et 7e — . . .	id.	id.	id.	2	contact	2	id.	2	2	3
— 7e et 8e — . . .	id.	id.	id.	5	id.	1	id.	3	2	2
— 8e et 1re dorsale . . .	id.	id.	id.	4	id.	2	2	6	contact	4

Tableau IV. — *Espace qui sépare la 4e de la 5e cervicale (en millimètres).*

SUJETS	I	II	III	IV	V	VI	VII	VIII	IX	X
Entre 4e et 5e cervicale. . .	espace linéaire	espace linéaire	contact	8	3	4	2	5	2	4

TABLEAU V. — *Hauteur de l'émergence médullaire des racines du type cervical supérieur (en millimètres).*

SUJETS	I	IV	V	VI	VII	VIII	IX	X
2e cervicale . . .	11	7	6	12	6	7	8	8
3e —	13	8	17	13	12	12	10	13
4e —	13	6	11	10	14	9	15	11
La hauteur de l'émergence n'a pas été relevée sur les sujets II et III.								

TABLEAU VI. — *Nombre des filets radiculaires constituant les racines du type cervical supérieur.*

SUJETS	IV	V	VI	VII	VIII	IX	X
2e cervicale.	3	3	7	5	5	6	5
3e —	4	9	7	6	5	7	8
4e —	4	5	5	7	5	6	7
Le nombre des filets radiculaires n'a pas été relevé sur les trois premiers sujets.							

TABLEAU VII. — *Espace qui sépare les racines du type cervical supérieur (en millimètres). Mesures prises du côté droit.*

SUJETS	IV	V	VI	VII	VIII	IX	X
Entre 2e et 3e cervicale. .	5	3	3	2	4	contact	5
— 3e et 4e — . .	4	4	2	1,5	3	id.	3

TABLEAU VIII. — *Hauteur de l'émergence médullaire des racines du type dorsal (en millimètres).*

SUJETS	I	IV	V	VI	VII	VIII	IX	X
2e dorsale. . . .	5	11	12	10	8	8	6	12
3e —	»	13	12	14	11	2	12	4
4e —	»	11	10	13	12	12	14	14
5e —	8	10	17	16	14	12	17	14
6e —	14	13	14	cassée	7	12	15	15
7e —	11	21	27	14	15	11	20	13
8e —	12	16	17	14	19	13	13	14
9e —	12	11	12	17	16	16	21	16
10e —	9	cassée	13	12	14	9	19	cassée
11e —	10	11	11	14	11	12	12	12
12e —	13	11	14	18	cassée	12	11	8
1re lombaire. . .	13	10	»	12	12	8	12	10

TABLEAU IX. — *Nombre des filets radiculaires constituant les racines du type dorsal.*

SUJETS	IV	V	VI	VII	VIII	IX	X
2e dorsale	4	3	5	3	4	4	5
3e —	4	6	5	3	2	3	4
4e —	4	4	5	3	4	6	5
5e —	5	4	5	4	3	6	4
6e —	4	4	cassée	4	4	4	5
7e —	3	4	4	3	5	6	3
8e —	5	4	4	4	5	5	5
9e —	5	4	4	5	2	6	4
10e —	cassée	3	4	3	3	8	cassée
11e —	5	4	4	4	4	5	3
12e —	4	4	5	cassée	4	4	4
1re lombaire. . . .	5	3	4	4	4	5	6
Le nombre des radicules n'a pas été relevé sur les trois premiers sujets.							

TABLEAU X. — *Espace qui sépare les racines du type dorsal (en millimètres). Mesures prises du côté droit.*

SUJETS	IV	V	VI	VII	VIII	IX	X
Entre 2e et 3e dorsale. . . .	8	2	3	8	10	4	4
— 3e et 4e —	8	5	2	8	6	3	5
— 4e et 5e —	10	10	8	7	6	9	5
— 5e et 6e —	11	12	cassée	14	9	10	14
— 6e et 7e —	13	10	?	11	8	12	12
— 7e et 8e —	10	8	2	4	5	8	13
— 8e et 9e —	9	8	13	11	8	6	8
— 9e et 10e —	cassée	12	2	10	9	contact	cassée
— 10e et 11e —	?	11	10	8	5	10	?
— 11e et 12e —	9	11	4	cassée	11	3	3
— 12e dorsale et 1re lombaire. . .	7	11	5	14	9	11	5

TABLEAU XI. — *Espace qui sépare la 1re de la 2e dorsale.*

SUJETS	IV	V	VI	VII	VIII	IX	X
Entre 1re et 2e dorsale. .	5	10	2	1	3	contact	3

Tableau XII. — *Hauteur de l'émergence médullaire des racines lombo-sacrées supérieures.*

SUJETS	I	IV	V	VI	VII	VIII	IX	X
2e lombaire . . .	9	8	10	12	12	9	12	6
3e — . . .	10	8	9	7	8	8	12	7
4e — . . .	7	7	7	8	8	8	11	7
5e — . . .	12	7	8	8	6	6	7	11
1re sacrée	»	8	6	7	4	6	6	5
2e —	»	5	5	6	6	6	5	5

Tableau XIII. — *Hauteur de l'émergence médullaire de la 3e sacrée.*

SUJETS	IV	V	VI	VII	VIII	IX	X
3e sacrée	3	3	6	4	6	5	3

Tableau XIV. — *Hauteur de l'émergence médullaire des 4e et 5e sacrées.*

SUJETS	IV	V	VI	VII	VIII	IX	X
4e sacrée	filiforme	filiforme	3	filiforme	pas isolée	3	6
5e —	id.	id.	3	id.	id.	pas isolée	8

Tableau XV. — *Nombre des filets radiculaires constituant les racines du type lombo-sacré.*

SUJETS	IV	V	VI	VII	VIII	IX	X
2e lombaire	3	3	4	5	5	7	5
3e —	3	4	6	5	4	6	5
4e —	3	3	4	7	4	8	5
5e —	4	4	5	6	3	6	6
1re sacrée.	5	4	4	5	3	6	4
2e —	3	4	4	4	3	5	5
3e —	2	3	4	3	4	6	3
4e —	2	3	4	3	pas isolée	4	3
5e —	1	3	3	pas isolée	id.	pas isolée	3

TABLEAU XVI. — *Espace qui sépare les racines du type lombo-sacré.*

SUJETS	I	III	IV	V	VI	VII	VIII	IX	X
Entre 2e et 3e lombaire.	1	contact	2	3	2	2	2	1	3
— 3e et 4e —	1	id.	contact	4	3	contact	1	contact	3
— 4e et 5e —	2	id.	id.	2	contact	id.	contact	id.	1
Entre 5e lombaire et 1re sacrée .	contact	id.	id.	1	id.	id.	id.	id.	contact
— 1re et 2e sacrée . .	id.	id.	id.	2	id.	id.	1	id.	id.
— 2e et 3e — . .	id.	id.	id.	contact	id.	id.	contact	id.	id.
— 3e et 4e — . .	id.	id.	id.	id.	id.	id.	pas isolée	id.	id.
— 4e et 5e — . .	id.	id.	id.	id.	id.	id.	id.	pas isolée	id.

TABLEAU XVII. — *Espace qui sépare la 1re de la 2e lombaire.*

SUJETS	I	III	IV	V	VI	VII	VIII	IX	X
Entre 1re et 2e lombaire.	9	contact	5	10	8	2	4	4	5

TABLEAU XVIII. — *Variations de la hauteur de l'émergence des racines rachidiennes postérieures.*

Cervicales.

1re. — Base du trou occipital et un peu au-dessous (constant).

2e. — Arc postérieur de l'atlas (constant).

3e. — Arc postérieur de l'axis (constant).

4e. — Espace interépineux entre II et III (2 fois).
Apophyse épineuse III (6 fois).

5e. — Espace entre III et IV (2 fois).
Apophyse épineuse IV (6 fois).

6e. — Apophyse IV (1 fois).
Espace entre IV et V (1 fois).
Apophyse V (7 fois).

7e. — Apophyse V (1 fois).
Espace entre V et VI (5 fois).
Apophyse VI (4 fois).

8e. — Apophyse VI (5 fois).
Espace entre VI et VII (3 fois).
Apophyse VII (2 fois).

Dorsales.

1re. — Espace entre VI et VII (5 fois).
Apophyse VII (4 fois).
Espace entre VIII et I (1 fois).

2e. — Apophyse VII (3 fois).
Espace entre VII et I (5 fois).
Apophyse I (2 fois).

3e. — Espace entre VII et I (2 fois).
Apophyse I (3 fois).
Espace entre I et II (4 fois).
Apophyse II (1 fois).

4e. — Apophyse I (2 fois).
Espace entre I et II (1 fois).
Apophyse II (5 fois).
Espace II et III (2 fois).

5e. — Apophyse II (2 fois).
Espace entre II et III (2 fois).
Apophyse III (4 fois).
Espace entre III et IV (2 fois).

6e. — Apophyse III (1 fois).
Espace entre III et IV (2 fois).
Apophyse IV (5 fois).
Espace entre IV et V (2 fois).

7e. — Apophyse IV (1 fois).
Espace entre IV et V (1 fois).
Apophyse V (5 fois).
Espace entre V et VI (1 fois).
Apophyse VI (2 fois).

8e. — Apophyse V (1 fois).
Espace entre V et VI (2 fois).
Apophyse VI (2 fois).
Espace entre VI et VII (5 fois).

9e. — Apophyse VI (1 fois).
Espace entre VI et VII (1 fois).
Apophyse VII (4 fois).
Espace entre VII et VIII (4 fois).

10e. — Espace entre VII et VIII (1 fois).
Apophyse VIII (5 fois).
Espace entre VIII et IX (3 fois).
Une cassée.

11e. — Espace entre VII et VIII (1 fois).
— entre VIII et IX (4 fois).
— Apophyse IX (3 fois).
Espace entre IX et X (2 fois).

12e. — Espace entre VIII et IX (1 fois).
Apophyse IX (3 fois).
Espace entre IX et X (1 fois).
Apophyse X (2 fois).
Espace entre X et XI (3 fois).

Lombaires.

1re. — Espace entre IX et X (3 fois).
Apophyse X (1 fois).
Espace entre X et XI (1 fois).
Apophyse XI (5 fois).

2e. — Apophyse X (3 fois).
Espace entre X et XI (1 fois).
Apophyse XI (3 fois).
Espace entre XI et XII (2 fois).
Apophyse XII (1 fois).

3e. — Apophyse X (1 fois).
Espace entre X et XI (1 fois).
Apophyse XI (3 fois).
Espace entre XI et XII (3 fois).
Apophyse XII (2 fois).

4e. — Espace entre X et XI (1 fois).
Apophyse XI (1 fois).
Espace entre XI et XII (5 fois).
Apophyse XII (1 fois).
Espace entre XIId et I^l (2 fois).

5e. — Espace entre X et XI (1 fois).
— entre XI et XII (2 fois).
Apophyse XII (4 fois).
Espace entre XIId et Il (3 fois).

Sacrées.

1re. — Apophyse XI (1 fois).
Espace entre XI et XII (1 fois).
Apophyse XII (5 fois).
Espace entre XII et Il (2 fois).
Une cassée.

2e. — Apophyse XI (1 fois).
Espace entre XI et XII (1 fois).
Apophyse XII (1 fois).
Espace entre XII et Il (5 fois).
Apophyse I (1 fois).
Une cassée.

3e. — Espace entre XI et XII (1 fois).
— entre XIId et Il (5 fois).
Apophyse I (2 fois).
Deux cassées.

4e. — Espace entre XI et XII (1 fois).
Apophyse XII (1 fois).
Apophyse Il (4 fois).
Espace entre I et II (1 fois).
Trois cassées.

5e. — Espace entre XI et XII (1 fois).
— entre XII et Il (1 fois).
Apophyse I (4 fois).
Espace entre I et II (1 fois).
Trois cassées.

TABLEAU XIX. — *Longueur des racines rachidiennes postérieures depuis leur émergence jusqu'au point de perforation de la dure mère. — Longueur prise le long du bord inférieur et interne de la racine, c'est-à-dire depuis le point inférieur de l'émergence. (Mesurée en millimètres).*

SUJETS	III	IV	V	VI	VII	VIII	IX	X	MOYENNE
	millim.	millim.	millim.	millim.	millim.	millim.	millim.	millim.	millimètres
Racines cervicales									
1re racine cervicale postérieure . . .	»	2	»	»	»	»	»	»	»
2e — — — . . .	»	9	9	11	6	8	10	9	— 9
3e — — — . . .	10	8	10	11	12	8	16	11	— 10,7
4e — — — . . .	8	8	9	8	10	9	16	10	— 9,7
5e — — — . . .	8	10	10	13	11	9	14	11	— 10,7
6e — — — . . .	8	11	11	10	13	11	15	12	— 11,3
7e — — — . . .	10	11	11	11	13	9	15	13	— 11,6
8e — — — . . .	12	13	16	16	17	10	16	16	— 14,5
Racines dorsales									
1re racine dorsale postérieure . . .	16	15	13	18	21	12	18	22	— 16,8
2e — — — . . .	19	16	18	27	32	20	27	25	— 22,8
3e — — — . . .	24	21	22	32	33	12	31	37	— 26,4
4e — — — . . .	25	23	24	cassée	37	24	34	39	— 29,2
5e — — — . . .	21	24	25	38	38	cassée	33	39	— 31,1
6e — — — . . .	20	28	24	cassée	38	18	44	35	— 29,5
7e — — — . . .	17	16	15	37	35	19	30	35	— 25,5
8e — — — . . .	19	20	17	cassée	33	21	28	33	— 24,4
9e — — — . . .	22	22	20	25	40	18	25	38	— 26,2
10e — — — . . .	24	cassée	22	30	45	22	34	cassée	— 29,5
11e — — — . . .	37	40	30	34	53	31	41	42	— 48,5
12e — — — . . .	45	52	38	40	cassée	43	cassée	65	— 47,1
Racines lombaires									
1re racine lombaire postérieure . . .	72	60	55	51	80	58	72	77	— 65,6
2e — — — . . .	77	84	67	60	101	77	85	110	— 82,6
3e — — — . . .	93	98	76	85	118	96	120	130	— 102
4e — — — . . .	116	118	115	105	141	116	146	142	— 124,6
5e — — — . . .	136	139	129	134	165	128	176	157	— 145,5
Racines sacrées									
1re racine sacrée postérieure . . .	160	150	143	150	176	141	192	173	— 160,6
2e — — — . . .	»	»	»	»	»	142	205	»	»

TABLEAU XX. — *Nombre des filets radiculaires de la 12e dorsale à la 5e sacrée, d'après Kolb.*

	SUJET I ADULTE		SUJET II ADULTE		SUJET III ENFANT	
	gauche	droit	gauche	droit	gauche	droit
12e dorsale	1	3	2	3	3	3
Ire lombaire	2	6	4	5	3	2
IIe —	3	3	6	4	4	6
IIIe —	5	4	9	7	4	4
IVe —	5	3	8	6	4	6
Ve —	3	4	9	6	3	3
1re sacrée	3	2	7	5	5	7
2e —	6	3	5	8	4	4
3e —	3	4	4	3	3	3
4e —	2	2	3	3	2	2
5e —	1	1	2	1	1	1
Total	34	35	59	51	36	41

CONCLUSIONS

I. — Il existe quatre types de racines rachidiennes postérieures : type cervical supérieur, cervical inférieur, dorsal, lombo-sacré. Les quatre variétés sont très différentes, et par leur forme, et par leur volume, et par leur constitution.

II. — Les artères qui accompagnent les racines rachidiennes postérieures sont peu nombreuses et sont grêles; elles affectent avec les racines des rapports très variables.

III. — Le ligament dentelé est beaucoup moins régulier que ne le disent les descriptions classiques. S'il est bien développé au niveau de la région cervicale et de la région dorsale supérieure, il l'est beaucoup moins au niveau de la région dorsale inférieure; à ce niveau il s'efface presque complètement par place, et, lorsqu'il est bien développé, il n'occupe pas plus de la moitié de l'espace qui sépare la moelle de la paroi du canal rachidien. Les racines antérieures et postérieures sont donc au contact sur une grande partie de leur trajet.

IV — Les anastomoses entre les diverses racines rachidiennes postérieures sont nombreuses; on peut reconnaître trois types d'anastomoses.

V. — Les points de repère donnés pour permettre la reconnaissance des diverses racines rachidiennes postérieures sont ou faux ou nettement insuffisants. De plus, les variations osseuses, très importantes dans la région, rendent la recherche d'un point fixe à peu près impossible.

VI. — Les grandes variations individuelles qui existent dans la hauteur de l'émergence médullaire des racines ne permettent pas de donner des points de repère précis.

VII. — L'opération de Fœrster est une opération grave; on a proposé de nombreuses modifications dans le but de la simplifier et d'améliorer son pronostic immédiat.

VIII. — A la région dorsale l'opération de Guleke doit être préférée à celle de Fœrster. Elle est plus facile à pratiquer, elle ne présente pas les gros inconvénients de celle-ci : traumatisme de la moelle, difficulté de distinguer dans le canal rachidien les racines postérieures les unes des autres et les racines postérieures des antérieures, écoulement du liquide céphalo-rachidien et fistules secondaires, hémorragies intra-duremériennes déterminant une gêne opératoire et entraînant des complications ultérieures graves.

A la région cervicale, c'est encore, pour les mêmes raisons, l'opération de Gulcke qui doit être préférée, bien que les conditions anatomiques n'exposent pas, au cours de l'opération de Fœrster, à tous les accidents que nous avons signalés à la région dorsale.

A la région lombaire on doit préférer l'opération de Van Gehuchten; le délabrement y est moindre que dans l'opération de Fœrster, les racines antérieures ne sont pas exposées, le repérage, toujours long et difficile des racines postérieures, est inutile. De plus, la disposition anatomique de la région rend l'opération plus facile et met à l'abri de certaines complications secondaires.

Vu :

LE PRÉSIDENT DE LA THÈSE :
NICOLAS.

VU PAR LE DOYEN :
LANDOUZY.

VU ET PERMIS D'IMPRIMER :
Le Vice-Recteur de l'Académie de Paris,
L. LIARD.

TABLE DES MATIÈRES

PREMIÈRE PARTIE

DEUXIÈME PARTIE

TROISIÈME PARTIE

BIBLIOGRAPHIE

1. Abbe, Spinal Surgery, a report of eight cases. (*New York Medical Record*, 1890, t. II, p. 91.)
2. Id., Contribution to the surgery of spine. Intractable brachial neuralgia, nerve stretching, amputation, and finally division of posterior roots of the 6-7-8 cervical nerves. (*New York Medical Record*, 1889, t. I, p. 149.)
3. Id., *Ibid.* (*Transaction of the New York Surg. Soc.*, 1894, p. 428.)
4. Id., Resection of the posterior Roots of Spinal Nerves. (*St Luk's Hospital Medical and Surgical Reports*, t. II, 1910 [pas consulté].)
5. Id., Resection of the posterior Roots of Spinal Nerves to relieve pain, pain reflex, athetosis and spastic paralysis. Dana's operation. (*New York Medical Record*, t. LXXIX, nº 9, 4 mars 1911, p. 377.)
6. Adamkiewicz, Ueber den häufigen Mangel dorsaler Rückenmarkwurzeln bei Menschen. (*Virchows Archiv*, 1882.)
7. Von Angerer, Die operative Behandlung gastrischer Krisen durch Resection hinterer Dorsalwurzeln. — Ier Congrès de l'Association des Chirurgiens bavarois, Münich, 1er juillet 1911. (Voir *Beiträge zur klinischen Chirurgie*, t. LXXVI, fasc. 3, p. 873-880.)
8. Anschütz, Durchschneidung der hinteren Wurzeln bei Little'scher Krankheit. — Vereinigung Nordwestdeutscher Chirurgen, 23 janvier 1909. (Voir *Zentralblatt für Chirurgie*, t. XXXVI, nº 14, 3 avril 1909, p. 498.)
9. Asch, De prima pare nervorum medullæ spinalis, 1750.
10. Becker, Förster'sche Operation bei gastrischen Krisen. (*Medizinische Klinik*, 1911, nº 20, p. 775.)
11. Bennet, A case in which acute spasmodic pain in the left lower extremity completely relieved by subdural division of the posterior roots. (*Med. Chir. Transactions*, 1889, t. LXXII, p. 329.)
12. J.-C. Bierens de Haan, De Operatie van Fœrster bij tabetische maagkrisen. (*Nederl. Tijdschrift voor Geneeskunde*, t. II, nº 3, juillet 1910, Amsterdam.)
13. Id., *Ibid.*, t. II, nº 26, 24 décembre 1910.
14. Id., *Ibid.*, *Zentralblatt für Chirurgie*, 1911, p. 990.
15. Bircher, Die Fœrster'sche Operation. (*Medizinische Klinik*, nº 43, 23 octobre 1910.)

16. Bisch, Indications opératoires dans la maladie de Little. (*Dauphiné médical*, 1906, p. 193-197.)

17. Bornhaupt, *Petersburger Med. Wochenschrift*, 1911, n° 3. (Voir *Neurologisches Zentralblatt*, 1911, p. 276.)

18. Bourdenko, Étude sur les opérations plastiques pratiquées sur les racines rachidiennes (en russe). (*Roussky Vratch*, t. IX, n° 22, 29 mai 1910.)

19. Bourgery et Jacob, Atlas d'anatomie, Delaunay, Paris, 1844.

20. Bradnitz. Voir le n° 105.

21. Biesalski, *Id.*

22. Bruns et Sauerbruch, *Mitteilungen der Grenzgebiete der Medizin und Chirurgie*, Bd. 21, 1909, p. 173.

23. Byron-Branwell et Alexis Thomson, Case of Tabes with severe Gastric Crises of many years' duration. (*Société médico-chirurgicale d'Édimbourg*, 1er novembre 1911. — Voir *Edinburgh Medical Journal*, t. VII, n° 6, décembre 1911, p. 541.)

24. Cade, Opération de Franke. — Société médicale des Hôpitaux de Lyon, 19 décembre 1911. (Voir *Lyon médical*, t. CXVII, n° 53, 31 décembre 1911, p. 1507.)

25. Charpy, Système nerveux central, in *Traité d'Anatomie humaine* de Poirier et Charpy. Masson, Paris, 1901.

26. Chavannaz, Résection des racines postérieures de la moelle pour névralgie. (*Gazette hebdomadaire des Sciences médicales de Bordeaux*, 5 août 1906, t. XXVII, n° 31, p. 369.)

27. Chipault, Rapport des apophyses épineuses avec la moelle, les racines médullaires et les méninges. — Thèse de Paris, 1893-1894.

28. Id., *Étude de chirurgie médullaire*, p. 384. Alcan, Paris, 1894.

29. Id., *Chirurgie opératoire du système nerveux*. Rueff, Paris, 1895, t. II, p. 58.

30. Chipault et Demoulin, La résection intra-durale des racines médullaires postérieures. (*Gazette des Hôpitaux*, 1895, n° 95, p. 937.)

31. Clairmont. Voir n° 80.

32. Clark et Taylor, New Treatment of Spastic Paralysis by Resection of posterior spinal Nerve Roots. (*New York medical Journal*, t. XC, n° 5, 29 janvier 1910.)

33. Clark, *Ibid.* — Académie de Médecine de New-York. (Voir *The American Journal of obstetrics and diseases of Women and Children*, t. LXI, janvier 1910, p. 168.)

34. Codivilla, Ueber die Förster'sche Operation. — XXIIe Congrès de la Société italienne de Chirurgie. (Voir *Münchener medizinische Wochenschrift*, t. LVII, n° 37, 5 juillet 1910, p. 1438.)

35. Cortese. Voir Sala.

36. Cotte. Voir Leriche.

37. Cruveilhier, *Traité d'anatomie descriptive*, Labé, Paris, 1845.

38. Cunéo, Communication orale (Voir les Observations).

39. Delrez, L'opération de Fœrster (*Annales de la Société médico-chirurgicale de Liége*, mai 1911.)

40. Id., L'opération de Fœrster. (*Archives générales de Chirurgie*, 25 février 1912, 6e année, n° 2, p. 167.)

41. Demoulin. Voir n° 30.

42. Doerr, Die Operation von Mingazzini-Förster in der Behandlung des Tabes. (*Wiener medizinische Wochenschrift*, t. LXI, n° 45, 4 novembre 1911.)

43. Enderlen, Tabischer Krisen. (*Würzburger Aerzteabend.* — Voir *Münchener medizinische Wochenschrift*, t. LVII, 3 mai 1910, n° 18, p. 985.)

44. Exner, Little'scher Krankheit. — *Société imperio-royale de Médecine de Vienne*, 10 novembre 1911. (Voir *Wiener klin. Wochenschrift*, t. XXIV, n° 46, 16 novembre 1911, p. 1615-1618.)

45. J.-L. Faure, Sur le traitement des névralgies incurables du cancer de l'utérus par la résection des racines postérieures des nerfs de la queue de cheval. (*Gazette hebdomadaire*, 1897, p. 1158.)

46. Ferry, L'opération de Fœrster. (*La Clinique*, t. VI, n° 5, 3 février 1911.)

47. Flörcken, Zur Behandlung tabischer Krisen mit Resektion der hinteren Wurzeln. (*Münchener medizinische Wochenschrift*, t. LVII, n° 27, 5 juillet 1910, p. 1441.)

48. Fœrster, Ueber eine neue operative Methode der Behandlung spastischer Lähmungen mittels Resektion hinterer Rückenmarkswurzeln. (*Zeitschrift für orthopädische Chirurgie*, 1908, t. XXII.)

49. Id., Resection of the posterior Roots of Spinal Cord. (*The Lancet*, 1911, t. CLXXXI, n° 4584, 8 juillet.)

50. Id., Die operative Behandlung gastrischer Krisen durch Resektion hinterer Dorsalwurzeln. (*Therapie der Gegenwart*, août 1911, p. 337.)

51. Id., Ueber die Behandlung spastischer Lähmungen mittels Resektion hinterer Rückenmarkswurzeln. (*Mitteilungen aus den Grenzgebieten der Medizin und Chirurgie*, 1909, t. XX, fasc. 3, p. 493.)

52. Id., Ueber die operative Behandlung spastischer Lähmungen mittels Resektion der hinterer Rückenmarkswurzeln. (*Berliner klinische Wochenschrift*, t. XLVII, n° 31, 1er août 1910.)

53. Id., Operative Behandlung gastrischer Krisen. (*Allgemeine med. Central-Zeitung*, 1909, n° 14, p. 189.)

54. Id., *Ibid.* (*Verhandlungen der deutschen Gesellschaft für Chirurgie*, Berlin, 1911.)

55. Id., *Ibid.* (*Verhandlungen der Gesellschaft deutscher Nervenärzte*, Leipzig, 1910, p. 231.)

56. Id., Gastrischen Krisen. (*Breslauer chirurgische Gesellschaft.* — Sitzung vom 6. Mai 1911. — Voir *Berliner klinische Wochenschrift,* 1911, p. 1156.)

57. Id. Voir n° 105.

58. Fœrster et Kuttner, Ueber operative Behandlung gastrischen Krisen durch Resektion der 7-10 hinterer Dorsalwurzeln. (*Beiträge zur klinischen Chirurgie,* t. LXIII, fasc. 2, juin 1909, p. 245.)

59. Frangenheim, Förster'sche Operation. — *Société des Sciences médicales de Königsberg,* 27 février 1911. (Voir *Deutsche medizinische Wochenschrift,* t. XXXVII, n° 30, 27 juillet 1911, p. 1421.)

60. Franke. Voir n° 105.

61. Frankl-Hochwart, *Verhandlungen der Gesellschaft deutscher Nervenärzte,* Leipzig, 1911, p. 227.

62. Frazier, The Treatment of spatiscity and athétosis by resection of the posterior Roots of the spinal Cord. (*Surgery, Gynecology and Obstetrics,* t. XI, n° 3, septembre 1910.)

63. Frazier. Voir Spiller.

64. Froment, cité par Soulié.

65. Van Gehuchten, Anatomie du système nerveux de l'Homme. Louvain, 1897.

66. Id., La radicotomie postérieure dans les affections nerveuses spasmodiques (Modification de l'opération de Fœrster). (*Bulletin de l'Académie de Médecine de Belgique,* séance du 3 décembre 1910.)

67. Van Gehuchten et Lubouschine, La limite supérieure du cône terminal. (*Le Névraxe,* Louvain, 1901, p. 53.)

68. Gœbell. Voir n° 105.

69. Id., Little'scher Krankheit. — Fœrster'sche Operation. — Société de Médecine de Kiel, 2 décembre 1909. (Voir *Münchener medizinische Wochenschrift,* t. LVII, n° 10, 8 mars 1910, p. 554.)

70. Gœtzel, Beitrag zur Förster'schen Operation bei gastrischen Krisen. (*Wiener klinische Wochenschrift,* 1910, n° 21.)

71. Goldenberg, Progrès faits dans le domaine du traitement chirurgical des paralysies spasmodiques. — Aertzlicher Verein von Nürnberg. Séance du 5 janvier 1911. (Voir *Deutsche medizinische Wochenschrift,* 2 mai 1911, p. 989.)

72. Gottstein, Zwei Fälle von Förster'sche Operation nach spastischen Lähmungen. (*Berliner klinische Wochenschrift,* 1909, n° 17, p. 784.)

73. Gowers, *A Manual of diseases of the nervous system.* London, 1892, p. 162.

74. Goyannes, Un caso de operacion de Fœrster. — Communication à l'Académie médico-chirurgicale espagnole, 6 décembre 1909. (Voir *Revista de Medicina y Chirurgia practicas,* t. LXXXVI, n° 1106, 14 janvier 1910, p. 69-73.)

75. Hey-Groves, Resection of the posterior Roots of spinal Nerves. — Société Royale de Médecine de Londres, Section de chirurgie, 26 juin 1911. (Voir *Proceedings of the Royal Society of Medicine*, t. IV, nº 9, juillet 1911, p. 199 à 254.)

76. Hey-Groves, On the Division of the posterior Spinal Nerve Roots : 1º for Pain; 2º for Visceral Crises; 3º for Spasm. (*The Lancet*, 1911, t. CLXXXI, nº 4584, 8 juillet.)

77. Guleke, Zur Technik der Fœrster'schen Operation. (*Zentralblatt für Chirurgie*, nº 36, 3 septembre 1910, t. XXXVII.)

78. Id., *Ibid.*, nº 48, 26 novembre 1910.

79. Id., Erfahrungen mit der Fœrster'schen Operation bei gastrischen Krisen. (*Archiv für klinische Chirurgie*, t. XCV, fasc. 3, juillet 1911, p. 495 à 522.)

80. Id., Comptes rendus du Congrès allemand de Chirurgie, 1911. (Voir *Zentralblatt*, 1911, Supplément.)

81. Gumbell. Voir nº 80.

82. Hänel, *Zeitschrift für Versicherungsmedizin*, 1910.

83. Heile, Zur Förster'schen Operation. — Société de Médecine de Wiesbaden, 20 septembre 1911. (Voir *Berliner klinische Wochenschrift*, t. XLVIII, nº 48, 27 novembre 1911, p. 2184.)

84. Hevesi, Beitrag zur operativen Behandlung der angeborenen Gliederstarre mittels Resektion hinterer Rückenmarkswurzeln. (*Deutsche medizinische Wochenschrift*, t. XXXVI, nº 19, 12 mai 1910.)

85. Hilbert, cité par Soulié.

86. Hildebrandt. Voir nº 105.

87. Id., Beitrag zur Rückenmarkschirurgie. (*Archiv für klinische Chirurgie*, 1911, t. XCIV, p. 203 à 240.)

88. Hends-Howel, Crises gastriques du Tabes, section des racines postérieures. — Société Royale de Médecine de Londres. (Voir *Proceedings of the Royal Society of Medicine*, t. IV, nº 8, juin 1911, Neurological Section, p. 33-52.)

89. Huber, *Commentatio de medulla spinali, speciatim de nervis ab ex priora.* Basel, 1741.

90. Id., *De nervis medullæ spinalis.* Gœttingæ, 1741.

91. Jacobi, Intradural resection of the Posterior Roots of a number of spinal Nerves for the relief of intractable Pain. (*New York Medical Journal*, 1907, p. 192.)

92. Jadelot, *Description anatomique d'une tête humaine extraordinaire, suivie d'un Essai sur l'origine des nerfs.* Paris, Fuchs, An VII (1799).

93. Jones, *The Journal of the American Medical Association*, t. LVII, nº 14, 30 septembre 1911 (pas consulté).

94. Kadyi, *Ueber die Blutgefässe des Menschlichen Rückenmarkes.* Lemberg, 1889.

95. Kassander, cité par Soulié.

96. Klapp. Voir nº 105.

97. Knapp, Division of the Posterior spinal Roots for amputation neuralgia. (*Boston Medical and Surgical Journal,* janvier 1908, p. 149.)

98. Kolb. Voir Wilms.

99. König, Tabische Krisen. — Société de Médecine de Greifswald, juin 1911. (Voir *Deutsche medizinische Wochenschrift,* t. XXXVII, 14 décembre 1911, p. 2357.)

100. Kotzenberg. Voir nº 8.

101. Küttner, Die Förster'sche Operation bei Little'scher Krankheit und verwandten spastischen Zuständen. (*Beiträge zur klinischen Chirurgie,* t. LXX, fasc. 2, 3 novembre 1910.)

102. Id. Voir nº 58.

103. Id., *Zentralblatt für Chirurgie,* 1910, nº 17.

104. Id., Bericht über 14 Förster'sche Operationen und Vorstellung von 8 Fällen. — Société de Chirurgie de Breslau. (Voir *Berliner klinische Wochenschrift,* t. XLVII, nº 16, 18 avril 1910.)

105. Id., Die Förster'sche Operation bei Little'scher Krankheit. — Congrès allemand de Chirurgie, Berlin, mars-avril 1910. (Voir *Zentralblatt für Chirurgie,* nº 31, Supplément, p. 50.)

106. Labey, Communication orale. (Voir les Observations.)

107. Lambret, Un cas de section des racines postérieures de la moelle pour crises gastriques du tabes. — XXIIIe Congrès de l'Association française de Chirurgie. Paris, octobre 1910.

108. Läwen, Förster'sche Operation. — Société de Médecine de Leipzig, 11 juillet 1911. (Voir *Münchener medizinische Wochenschrift,* t. LVIII, nº 47, 21 novembre 1911, p. 2529.)

109. Leko, Sur l'opération de Fœrster (en serbe). (*Srpski Archiv za Tzelakanpno lekarstow,* t. XVII, nº 208, avril 1911 [pas consulté].)

110. Lenormant, Le traitement chirurgical des crises gastriques du tabes. (*Presse médicale,* nº 102, 23 décembre 1911.)

111. Lerat, Sur la section des racines rachidiennes postérieures. (*Bulletin de l'Académie de Médecine de Belgique,* Séance du 3 décembre 1910.)

112. Leriche, Radicotomie postérieure dans un cas de Parkinson. — Société médicale des Hôpitaux de Lyon, mars 1912, p. 569.

113. Leriche et Cotte, Opération de Franke dans les crises gastriques du tabes. — Société médicale des Hôpitaux de Lyon, 10 janvier 1911. (Voir *Bulletin de la Société,* nº 1, 31 janvier 1911, p. 28.

114. Id., L'opération de Fœrster dans le traitement des crises gastriques du tabes. (*Journal de Chirurgie,* mai 1911.)

115. ID., Un cas d'opération de Fœrster pour crises gastriques du tabes. — Société médicale des Hôpitaux de Lyon, 20 décembre 1910.

116. LOTHEISEN, Zwei Fälle Förster'sche Operation bei gastrischen Krisen. — Société império-royale des Médecins de Vienne, 28 avril 1911. (Voir *Wiener klinische Wochenschrift*, t. XXIV, n° 20, 18 mai 1911, p. 727.)

117. LÜDERITZ, Ueber Rückenmarkssegment. (*Archiv für Anat. und Physiologie*, 1881, Anat. Abt.)

118. MAINZER, Gastrischen Krisen. — Aerztlicher Verein in Nürnberg. (Voir *Münchener medizinische Wochenschrift*, 2 mai 1911, p. 998.)

119. MARION, *Chirurgie du Système nerveux*, Paris, 1905.

120. MAY « Förster's operation » of posterior Root Section for the treatment of Spasticity. With an illustrative case. (*The Lancet*, n° 4579, 3 juin 1911, p. 1489.)

121. MINGAZZINI, Ueber die Durchschneidung der hinterer Rückenmarkswurzeln bei der Tabes. (*Neurologisches Zentralblatt*, 1910, n° 8.)

122. MONRO, cité par CRUVEILHIER.

123. MORREHEAD, Spastic paraplegia treated by Resection of posterior nerve Roots. — Académie de Médecine de New-York, 14 avril 1910. (Voir *The American Journal of Obstetrics and Diseases of Women and Children*, t. LXI, n° 6, juin 1910, p. 1030.)

124. MOSKOWICZ. Voir n° 105.

125. MÜHSAM, Zur Förster'schen Operation, spatische Zustände und sensible Krisen der hinteren Stränge des Rückenmarks zu bessern. — Société des Médecins de Wiesbaden, 4 octobre 1911. (Voir *Berliner klinische Wochenschrift*, t. XLVIII, n° 49, 4 décembre 1911, p. 2230. — Voir n° 168.)

126. NICHOLS. Voir THOMAS.

127. NONNE, *Verhandlungen der Gesellschaft deutscher Nervenärzte*, Leipzig, 1911.

128. NÜHN, *Beobachtungen und Untersuchungen aus dem Gebiete der Anatomie*, Heidelberg, 1849, p. 11.

129. PAUCHET, Traitement chirurgical des crises gastriques du tabes. L'opération de Fœrster. (*Archives provinciales de Chirurgie*, t. XX, n° 5, mai 1911, p. 266.)

130. PERLIS, État actuel de la question du traitement de la maladie de Little par l'opération de Fœrster. Thèse de Lyon, novembre 1911.

131. PFITZNER, Ueber Wachsthumbeziehungen zwischen Rückenmark und Wirbelkanal. (*Morphologisches Jahrbuch*, 1884, p. 99.)

132. POSTH, *Le Sacrum*. Thèse de Paris, 1897.

133. POUSSEP, Traitement opératoire des paralysies spasmodiques des bras (en russe) (*Rousky Vratch*, 1912, p. 37 et 76.)

134. RANSON, A preliminary note on the nonmedullatel Nerve fibres in the spinal Nerves. (*Anat. Record,* t. III, n° 5, p. 291 à 295.)

135. REID, Relations between the Superficial origins of the spinal nervs from the spinal cord and the spinous process of the Vertebræ. (*Journal of Anatomy and Physiology,* avril 1889, p. 341.)

136. RIABINKINE, Deux cas de maladie de Little après traitement opératoire· Opération de Fœrster (en russe). — Société de pédiatrie de Moscou, 21 octobre 1909. (Voir *Roussky Vratch,* t. IX, n° 45, p. 1601.)

137. ROKITZKY, Opération de Fœrster (en russe), — Société russe de Chirurgie de Pirogoff, 11 novembre 1909. (Voir *Roussky Vratch,* t. IX, n°s 37 et 38.)

138. ROMME, Le traitement chirurgical des crises gastriques tabétiques (Opération de Fœrster). (*Presse médicale,* 18 décembre 1909, p. 915.)

139. ROSE, Traitement chirurgical de la paraplégie spasmodique. Opération de Fœrster. (*Semaine médicale,* 7 juillet 1909.)

140. ROSENSTEIN. Voir MÜHSAM.

141. SÄNGER. Voir n° 127.

142. SANO, Anastomoses et plexus radiculaires. (*Belgique médicale,* 1898.)

143. SAPPEY, *Anatomie descriptive.* Delahaye, Paris, 1875.

144. SAUERBRUCH, Förster'sche Operation bei Little'scher Krankheit. — Société des Médecins de Zürich, 21 janvier 1911. (Voir *Correspondenz Blatt für schweitzer Aerzte,* t. XLI, n° 13, 1er mai 1911, p. 478-486.)

145. ID. Voir BRUNS.

146. SCHLESINGER, Die Förster'sche Operation. Sammelreferat. (*Neurologisches Zentralblatt,* 1910, p. 970.)

147. SCHÜLLER, Förster'sche Operation (cerebraler Kontractur der rechter Hand). — Société império-royale des Médecins de Vienne, 27 mai 1910. (Voir *Wiener klinische Wochenschrift,* t. XXIII, n° 22, 2 juin 1910.)

148. ANSELME SCHWARTZ. Communication orale. (Voir les Observations.)

149. SOULIÉ, Système nerveux périphérique, in *Traité d'Anatomie humaine de* POIRIER et CHARPY, Paris, Masson, 1899.

150. SPILLER, The Treatment of spasticity and athétosis by resection of posterior spinal Roots. (*The American Journal of the Medical Sciences,* t. CXXXIX, n° 459, juin 1910, p. 822.)

151. SPILLER et FRAZIER, Résection des racines spinales postérieures comme traitement de la contracture. (*University of Pennsylvania Medical Bulletin,* t. XXII, n° 11, janvier 1910.)

152. STIEFFLER, Beiträge zur Förster'schen Operation. (*Wiener klinische Wochenschrift,* t. XXIV, n° 32, 10 août 1911.)

153. STÉRZI, Die Blutgefässe des Rückenmarks. Untersuchungen über ihre Vergleichende Anatomie und Entwickelungsgechichte. (*Anatomische Hefte,* 74. Heft, Bd 24, 1904.)

154. TANON, Les artères de la moelle dorso-lombaire. Thèse de Paris, 1908.

155. TAYLOR, Three cases of unilateral laminectomy with dorsal Roots section for the relief of spastic diplegias und hemiplegias. — Société de Chirurgie de New-York, 9 novembre 1910. (Voir *Annals of Surgery*, t. IV, nº 2, février 1911, p. 268-291.)

156. TAYLOR. Voir CLARK.

157. TESTUT, *Anatomie humaine*. Doin, Paris, 1899.

158. THOMSON. Voir BRANWELL.

159. THOMAS et NICHOLS, Case of Resection of Dorsal spinal Nerve Roots for gastric crises of Tabes. — XXXVIe Congrès de l'Association américaine de Neurologie. (Voir *The Journal of the American Medical Association*, t. LV, nº 2, juillet 1910, p. 155.)

160. TIETZE, Die Technik der Förster'schen Operation. (*Mitteilungen aus den Grenzgebieten der Medizin und Chirurgie*, 1909, t. XX, fasc. 3, p. 559.)

161. ID., Präparate von metastatischen Wirbelsäulencarcinomen. (*Berliner klinische Wochenschrift*, t. XLVIII, nº 14, 3 avril 1911, p. 642.)

162. ID. Voir nº 105.

163. TUFFIER. Communication orale. (Voir les Observations.)

164. WENDEL. Voir nº 105.

165. WILMS et KOLB, Modifikation der Förster'schen Operation. Resektion der Wurzeln am Conus medullaris. (*Münchener medizinische Wochenschrift*, nº 37, 12 septembre 1911, p. 1961.)

166. ZIEHEN, Nervensystem, in *Handbuch der Anatomie des Menschen* von BARDELEBEN. Iéna, 1899.

167. ZINN, Förster'sche Operation wegen gastrischen Krisen bei Tabes. (*Berliner klinische Wochenschrift*, nº 37, 11 septembre 1911, p. 1679.)

168. ID., Förster'sche Operation bei Tabes dorsalis. (Discussion.) — Société Hufeland, Berlin, 15 mai 1911. (Voir *Berliner klinische Wochenschrift*, t. XLVIII, nº 23, 5 juin 1911, p. 1055.)

NANCY, IMPRIMERIE BERGER-LEVRAULT

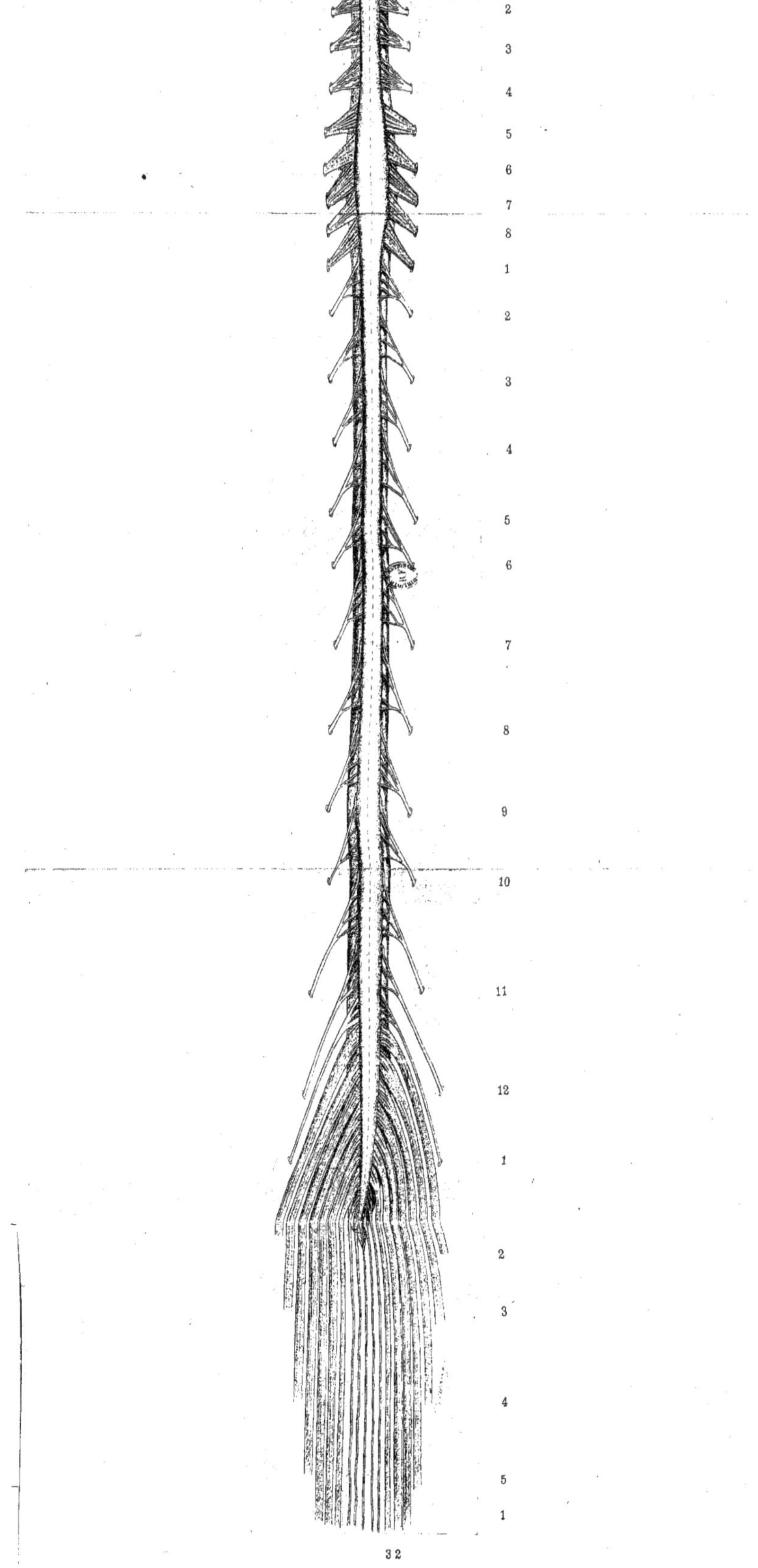

32

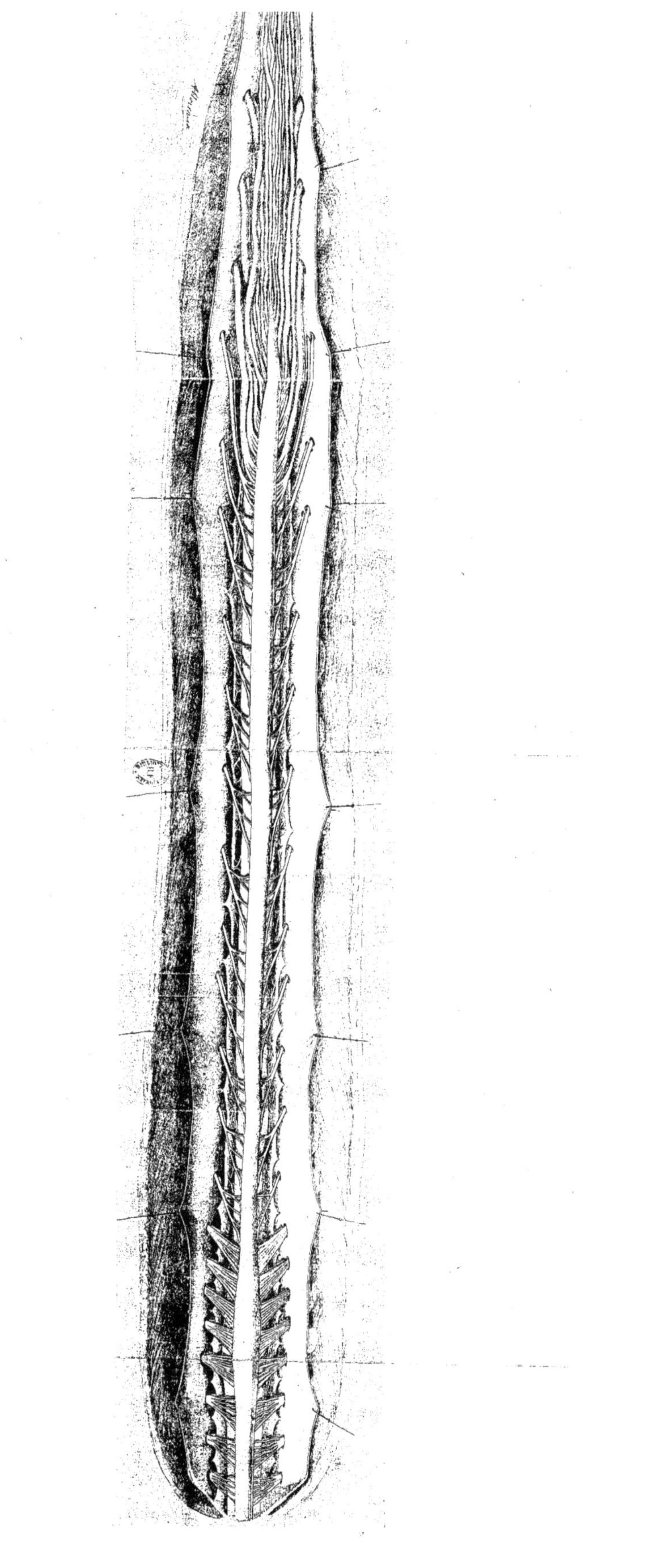

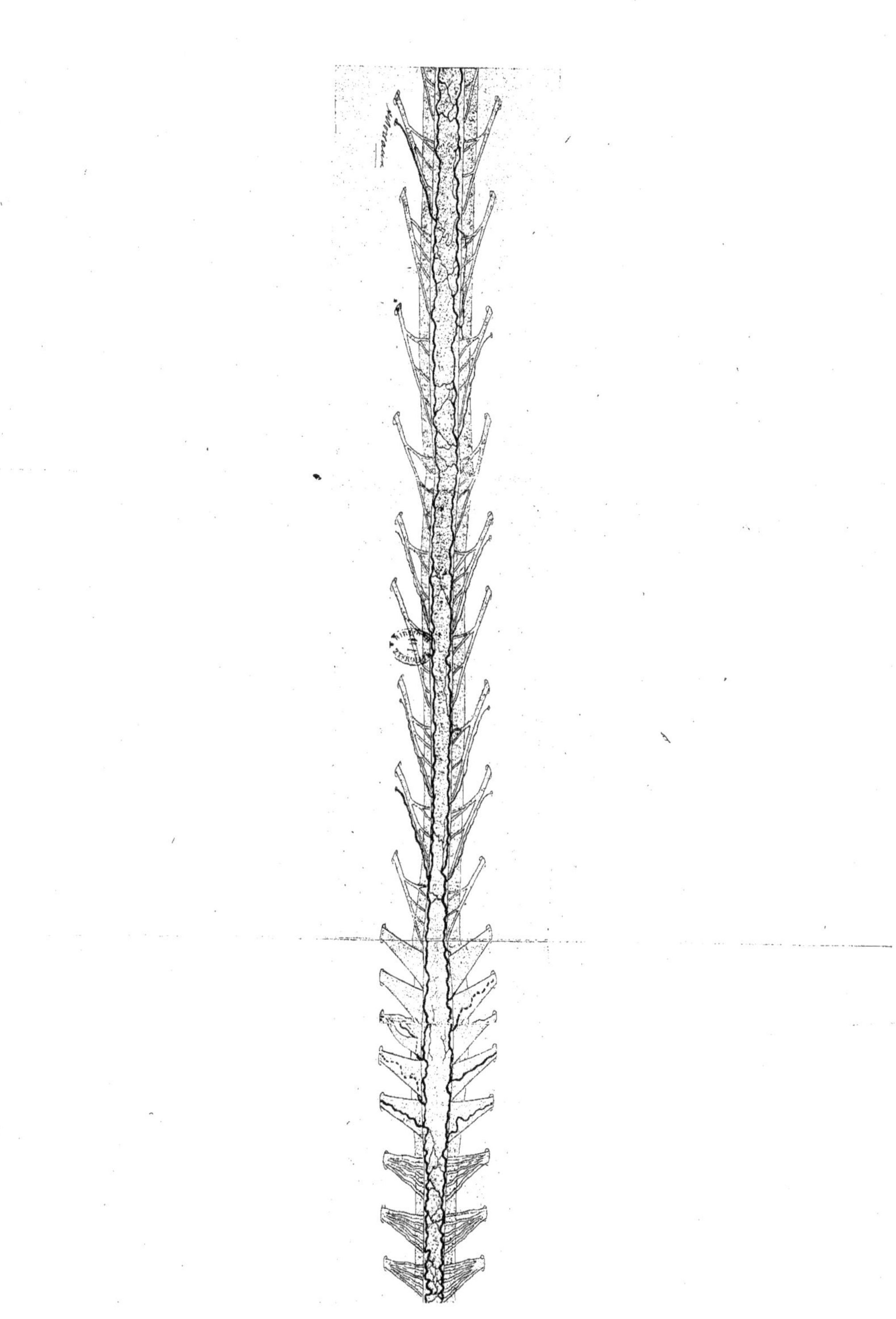

EXPLICATION DES PLANCHES

PREMIER SCHÉMA

DIFFÉRENTS TYPES DE RACINES POSTÉRIEURES

La première racine cervicale, très variable suivant les cas, n'est pas représentée.

Type cervical supérieur (de la 2e cervicale à la 4e inclusivement). — Forme d'éventail constitué par 5 à 7 filets radiculaires égaux entre eux. Tous les filets s'unissent en un tronc commun au niveau de l'orifice dure-mérien. Les filets sont grêles, écartés les uns des autres; à cause de leur grande longueur, ils décrivent des courbes et des sinuosités. Les diverses racines sont écartées les unes des autres.

Type cervical inférieur (de la 5e cervicale à la 1re dorsale inclusivement). — Forme d'éventail plus épais, plus résistant et plus étendu que dans le type supérieur, 4 à 8 filets se réunissent au niveau de l'orifice dure-mérien, mais tous les filets sont en contact, formant une lame continue. Les deuxième et avant-dernier filets en général plus volumineux que les autres. L'obliquité de l'éventail va en augmentant de haut en bas. Toutes les racines sont en contact.

Type dorsal (de la 2e dorsale à la 1re lombaire inclusivement). — Forme de cordon grêle peu résistant, 4 filets radiculaires environ se réunissant à l'intérieur du sac dural, loin de l'orifice dure-mérien, et ne convergeant pas tous en un même point. Les filets sont très écartés et leur obliquité dans chaque racine diminue de haut en bas. Le filet supérieur, plus gros, descend d'abord accolé à la moelle avant de s'en séparer. Les diverses racines sont écartées les unes des autres.

Type lombo-sacré (toutes les racines lombo-sacrées sauf la 1re lombaire). — Forme de cordon aplati d'avant en arrière. Les filets radiculaires sont tout de suite accolés les uns aux autres. La 3e lombaire est un peu plus grosse que la 2e. Les dernières lombaires et les deux premières sacrées ont le même volume que la 3e lombaire; *la 3e sacrée est moitié moins grosse que la 2e*; les deux dernières sacrées sont filiformes. Toutes les racines sont en contact, la 2e lombaire seule est séparée de la 3e par un petit interstice.

Entre les 6e et 7e racines cervicales gauches un type d'anastomose en Y.

GRANDE PLANCHE

Le canal rachidien est largement ouvert; la dure-mère est incisée dans toute sa hauteur et les deux lambeaux sont réclinés. On aperçoit la tranche musculaire réclinée et, de place en place, les arcs vertébraux sectionnés recouverts ici par la dure-mère étalée. Le ligament dentelé est très net à la région cervicale; il masque entièrement les racines antérieures; il est beaucoup moins net à la région dorsale où les dents sont irrégulièrement disposées; très étroit par places, il ne sépare qu'incomplètement les racines antérieures des racines postérieures qui, dans leur segment externe, sont ainsi en contact. A droite, au niveau de la partie moyenne de la région dorsale, on aperçoit quelques orifices dans la partie interne mince du ligament dentelé.

DEUXIÈME SCHÉMA

Les artères satellites des racines postérieures, atteignant la moelle, sont seules représentées; il y en a sept de chaque côté. A la région cervicale, les artères pénètrent dans le sac dural par l'orifice de sortie de la racine postérieure et se placent soit à la face postérieure, soit à la face antérieure de la racine. A la région dorsale, les artères perforent la dure-mère par un orifice spécial situé au-dessus de l'orifice nerveux.

www.ingramcontent.com/pod-product-compliance
Ingram Content Group UK Ltd.
Pitfield, Milton Keynes, MK11 3LW, UK
UKHW021103200726
13857UKWH00003B/1073